PRIMEROS AUXILIOS

JAVIER CANO

www.primerosauxilios.guia-burros.com

EDITATUM

Diseño de cubierta: © Looking4

Ilustraciones: Ivan Baixauli Marín

Maquetación de interior: © Editatum

Primera edición: Octubre de 2018

ISBN: 978-84-948776-9-8

Depósito legal: M-31854-2018

Impreso en España/ Printed in Spain

Si después de leer este libro, lo ha considerado como útil e interesante, le agradeceríamos que hiciera sobre él una **reseña honesta en Amazon** y nos enviara un e-mail a **opiniones@guia-burros.com** para poder, desde la editorial, enviarle **como regalo otro libro de nuestra colección.**

Agradecimientos

Me gustaría en pocas palabras, agradecer a la editorial Editatum y especialmente a Sebastián Vázquez el haber confiado en mí y brindarme esta oportunidad. Agradecer también a Manuel Cebrián Abellán y Manuel Cebrián Toboso por la presentación que hacen de mí y de la guía; una presentación maravillosa y emotiva para mí.

Agradezco a Sonia Martín García el haberme apoyado desde el principio en la realización de esta guía, y en general agradecer a toda mi familia (en especial a mi padre), porque en este camino tan intenso que es la vida, los logros que haya podido alcanzar se los debo a ellos.

Sobre el autor

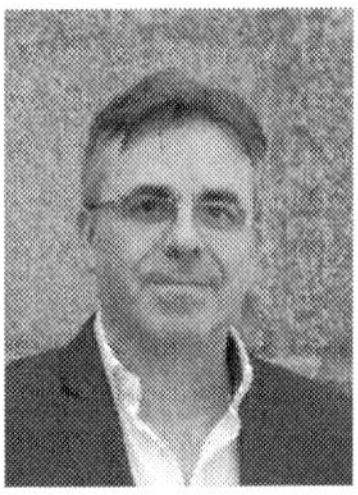

Javier Cano Molina, nacido en Jaén, cursó estudios de Enfermería en la Universidad de Granada. Lleva 20 años como Supervisor del Hospital Universitario de Albacete. Licenciado en Antropología por la Universidad Complutense de Madrid. Estudió Psicología. Compagina su actividad profesional, desde hace 18 años con la formación de personal sanitario y divulgación de temas de interés social y sanitario.

Ha participado como experto en la elaboración de Manuales sobre estándares y recomendaciones de calidad del Ministerio de Sanidad.

Ha participado como ponente y autor de trabajos, en numerosos congresos Nacionales e Internacionales relacionados con diversas áreas Sanitarias.

Es un enamorado sobre temas de interés Antropológico, y le encanta el estudio sobre Antiguas Civilizaciones.

Índice

Prólogo

Como madre, siempre me ha preocupado no saber reaccionar a tiempo ante un atragantamiento, una hemorragia, un golpe o caída de cierta importancia que pudiera sucederle a mi hijo.

Pero una noche se cumplieron mis temores; mi hijo de dos años se atragantó con una galleta...y en ese momento pensé: ***"Esto no puede estar sucediendo"***. Mis nervios, el miedo en los ojos de mi hijo y yo como madre intentando sobreponerme a la situación para poder actuar de la forma más rápida posible. Y pude hacerlo gracias a todos esos conocimientos que me había dado y me había transmitido el autor de este libro.

En esta sociedad actual, donde el tiempo pasa mas rápido de lo que nos podemos permitir y el mercado laboral nos abstrae de nuestras labores cotidianas, se nos da la facilidad de tener cualquier información a un golpe de ratón, pero tanta información en ocasiones es demasiado concisa o, por el contrario, exageradamente técnica.

En esta guía podrán encontrar todos esos conocimientos básicos necesarios y cómo poder aplicarlos de manera práctica de la forma más sencilla y rápida posible, hasta conseguir una atención más especializada, en aquellos casos en los que sea necesario.

Espero que sus miedos y temores desaparezcan y se convierta en uno de esos libros indispensables en su casa, siempre situado en un lugar relevante para poder consultarlo en cualquier momento.

Sonia Martín García

Madre y abogada

Introducción-Justificación

En las sociedades occidentales (como la nuestra), las principales causas de mortalidad ya no son las enfermedades infecciosas. La mejora en el abastecimiento y tratamiento de aguas, las mejores medidas de higiene, los avances médicos, la implantación de vacunaciones sistemáticas a la población en general, etc., han supuesto a lo largo del siglo XX soluciones que han conseguido reducir y controlar en gran medida estas enfermedades infecciosas.

Sin embargo, el desarrollo en la calidad de vida de las personas ha ido acompañado también de hábitos de vida poco saludables. Hábitos de vida que nos han llevado a problemas de obesidad, sedentarismo, consumo excesivo de tóxicos, prácticas de riesgo que implican accidentes, etc. Con lo cual, en la actualidad las principales causas de mortalidad están relacionadas con el estilo de vida: enfermedades cardiovasculares, cáncer y accidentes en general son la causa de la mayoría de las muertes hoy día.

Por tanto, los accidentes en general (accidentes de tráfico, en el hogar, en el trabajo, traumatismos, intoxicaciones, etc.) son una causa importante de morbi-mortalidad, especialmente en edades tempranas, en las cuales constituyen la principal causa de mortalidad.

Esta guía pretende ser una herramienta útil para saber **cómo actuar** ante diversas circunstancias (accidentes) que habitualmente ocurren en la vida diaria, y que llegado ese momento no sabemos tratar por falta de conocimientos.

Son unas medidas muy básicas pero que aplicadas de forma rápida y correcta pueden servir para evitar daños, lesiones e incluso en determinadas circunstancias podrían salvar vidas.

No es una obra que pretenda sentar cátedra, ni está dirigida a personal sanitario experto. Es una guía enfocada hacia el público en general, que carece de conocimientos sanitarios, pero que a lo largo de su vida inevitablemente se verá implicado en situaciones que necesitarán de la aplicación de unos primeros auxilios o unas medidas básicas (pero no por ello menos importantes) que conseguirán minimizar los daños y salvar la vida en determinadas adversidades.

Espero que esta guía les sea de utilidad y les proporcione el sosiego y la tranquilidad necesarias para saber actuar en estas situaciones.

Botiquín en casa

El botiquín es ese lugar de la casa donde vamos a guardar tanto los medicamentos como el material de primeros auxilios. Procuraremos un recipiente limpio y espacioso, que contendrá esos materiales que nos permitan dar una respuesta rápida a pequeños accidentes y situaciones inesperadas.

La legislación al respecto solamente está enfocada a los entornos laborales. La Orden TAS/2947/2007 de ocho de octubre establece el suministro a las empresas de botiquines con material de primeros auxilios en caso de accidente de trabajo, como parte de la acción protectora del sistema de la seguridad social.
El contenido de los botiquines a los que se refiere el artículo anterior se limitará al mínimo establecido en el anexo VI A). 3. del Real Decreto 486/1997 de 14 de abril:

- Desinfectantes y antisépticos
- Gasas estériles
- Algodón hidrófilo
- Vendas
- Esparadrapo
- Apósitos adhesivos
- Tijeras
- Pinzas
- Guantes desechables

No deberíamos tener en el botiquín

- Medicamentos caducados.
- Soluciones extemporáneas (suspensiones y fórmulas elaboradas en la farmacia), colirios abiertos, etc.
- Medicamentos donde no aparezcan: nombre, dosis, fecha de caducidad.
- Termómetros que no funcionen (ni por supuesto de mercurio).
- Instrumental estropeado u oxidado.

En cuanto a la **ubicación del botiquín,** este debe situarse en un lugar accesible (pero fuera del alcance de los niños), fresco y seco, alejado de las fuentes de calor.

No deberíamos guardarlo ni en la cocina, ni en el baño, tanto por la humedad como por las variaciones bruscas de temperatura.

Se debe **revisar** periódicamente, retirar los productos caducados y reponer los artículos gastados.

Los medicamentos (en caso de que tengamos algunos), se conservarán en sus envases originales, apuntando la dosis indicada por el médico.

Deberíamos apuntar la fecha de apertura de los medicamentos, ya que una vez abiertos tienen una duración corta (jarabes, colirios, etc.) y retirarlos al cumplir el plazo de caducidad.

Nociones básicas de primeros auxilios

Los primeros auxilios son un conjunto de actuaciones y técnicas que nos van a permitir una atención inmediata de un accidentado, hasta que llegue la asistencia médica profesional. De esa forma ganamos tiempo con el fin de que la situación no empeore y las lesiones sufridas no vayan a más.

Los seres vivos necesitan del oxígeno del aire para vivir. Si este falta por la causa que sea, se produce la muerte, primero celular y luego la del organismo entero.

El O2 llega al organismo por medio del aparato respiratorio, de allí pasa a la sangre y esta la transporta hasta la última célula del cuerpo.

Todo este proceso está a su vez regulado por el sistema nervioso, principalmente por el sistema nervioso central.

Cualquier proceso que interfiera la llegada de O2 a las células, y sobre todo a las células de órganos vitales como corazón y cerebro, pondrá en grave peligro la vida de la persona, siendo necesario ante tal urgencia vital actuar con rapidez y seguridad. En ello consisten las ***técnicas de primeros auxilios.***

Existe una "**obligación legal de socorrer**", siendo los primeros auxilios unos conocimientos mínimos imprescindibles que debería tener cualquier persona en el ***"deber de prestar ayuda"*** para auxiliar a una víctima o víctimas hasta la llegada de asistencia sanitaria especializada.

Los delitos de omisión del deber de socorro en el código penal español

El Código Penal contempla en el Título IX del Libro II, integrado por los artículos 195 y 196, los delitos de omisión del deber de socorro.

El articulo 195 establece que:

1. El que no socorriere a una persona que se halle desamparada y en peligro manifiesto y grave, cuando pudiere hacerlo sin riesgo propio ni de terceros, será castigado con la pena de multa de tres a doce meses.

2. En las mismas penas incurrirá el que, impedido de prestar socorro, no demande con urgencia auxilio ajeno.

3. Si la víctima lo fuere por accidente ocasionado fortuitamente por el que omitió el auxilio, la pena será de prisión de seis meses a dieciocho meses, y si el accidente se debiere a imprudencia, la de prisión de seis meses a cuatro años".

En cuanto al bien jurídico protegido, se puede afirmar que fundamentalmente son la vida y la integridad física, tal y como pone de manifiesto la sentencia del Tribunal Supremo del 28 de enero de 2008, al indicar que los delitos de omisión del deber de socorro sancionan genéricamente una conducta insolidaria que se concreta en supuestos de peligro manifiesto y grave para la vida o la integridad física.

Los diferentes **supuestos** contemplados en este Título son:

1. **Omisión del deber de socorro personal.**
2. **Omisión de petición de auxilio para la victima**
3. **Omisión de auxilio a la victima de accidente.**
4. **Omisión de asistencia sanitaria.**

A continuación pasamos a analizarlos detalladamente.

1. **Omisión del deber de socorro personal:** *"El que no socorriere a una persona que se halle desamparada y en peligro manifiesto y grave, cuando pudiere hacerlo sin riesgo propio ni de terceros, será castigado con la pena de multa de tres a doce meses"*.

La conducta consiste en no prestar un auxilio que es necesario para evitar esa situación de peligro para la vida o integridad física o, por lo menos para disminuirlo, siendo por tanto un delito de naturaleza omisiva, consistente en una conducta pasiva o de no hacer.

Además es necesario que la persona a la que no se presta auxilio se encuentre en una situación de peligro manifiesto y grave, entendido como algo notorio, visible o reconocible.

Como hemos puesto de manifiesto con anterioridad, es un delito de omisión, y se consuma por la simple omisión, con independencia del resultado que la misma pueda tener.

Contemplando además una causa de justificación o no exigibilidad de otra conducta si se entiende que actuar en esa situación de peligro le supone un riesgo para sí o para un tercero, ya que a nadie se le puede exigir que actué como un héroe arriesgando su propia vida.

2. **Omisión de petición de auxilio para la víctima:** "*En las mismas penas incurrirá el que, impedido de prestar socorro, no demande con urgencia auxilio ajeno*" (195.2).

En este caso la omisión consiste en no demandar auxilio para la víctima, entendiéndose que el sujeto está imposibilitado para hacerlo, ya porque le suponga un riesgo para sí o para un tercero

3. **Omisión de auxilio a la victima de accidente:** *"Si la víctima lo fuere por accidente ocasionado fortuitamente por el que omitió el auxilio, la pena será de prisión de seis meses a dieciocho meses, y si el accidente se debiere a imprudencia, la de prisión de seis meses a cuatro años" (195.3).*

A diferencia de lo que ocurre en los apartados anteriores del artículo, en los que el sujeto activo puede ser cualquier persona que tenga constancia o conocimiento de la situación de peligro en que se encuentra la víctima, en este supuesto solo lo puede ser el que provocó el accidente, tanto de forma fortuita como de forma imprudente, tal y como establece la sentencia del Tribunal Supremo del 29 de septiembre y del 25 de octubre de 1993, que define el deber de prestar auxilio por el que ocasiona el daño como "de especial intensidad, personalísimo, primario y principal".

4. **Omisión de asistencia sanitaria:** El artículo 196 del Código Penal establece que: *"El profesional que, estando obligado a ello, denegare asistencia sanitaria o abandonare los servicios sanitarios, cuando de la denegación o abandono se derive riesgo grave para la salud de las personas, será castigado con las penas del artículo precedente en su mitad superior y con la de inhabilitación especial para empleo o cargo público, profesión u oficio, por tiempo de seis meses a tres años".*

En este caso el sujeto activo lo constituyen los profesionales sanitarios.

Es un delito intencional que castiga dos conductas:

- La primera es denegar asistencia sanitaria. En este caso se entiende que existe un previo requerimiento por parte de la victima.
- La segunda es la de abandonar los servicios sanitarios, es decir, ausentarse del lugar de trabajo.

En ambos casos se exige que exista, a consecuencia de cualquiera de esos comportamientos, un riesgo para la salud de la víctima.

Número de llamada 112

Servicio de atención de llamadas de urgencia a través del número telefónico 112.

El Real Decreto 903/1997, del 16 de junio, regula el acceso mediante redes de telecomunicaciones al servició de atención de llamadas de urgencia a través del número telefónico 112.

La Decisión del Consejo de las Comunidades Europeas del 29 de julio de 1991 establece la obligación de los Estados miembros de introducir el número telefónico 112 en las respectivas redes telefónicas públicas, así como en las redes digitales de servicios integrados y en las de los servicios públicos móviles, como número único de llamada de urgencia europeo.

Asimismo, la referida Decisión señala que los Estados miembros adoptarán las medidas necesarias para garantizar que las llamadas telefónicas al número 112 reciban las respuestas y la atención apropiadas.

La introducción de un número único de llamada de urgencia en todos los países de la Unión Europea permitirá a los ciudadanos, bien en su propio país o en otro Estado miembro, acceder con mayor facilidad, mediante el servicio telefónico, a los servicios de urgencia tan solo con la generalización de la utilización de un número telefónico para toda la Unión Europea.

Para facilitar su implantación se hace necesario establecer unas condiciones básicas en el acceso, de forma que las entidades explotadoras de las redes de telecomunicación afectadas puedan poner en servicio los medios técnicos adecuados que permitan la entrada en funcionamiento de este nuevo servicio.

Por otra parte, es preciso regular las condiciones para hacer posible el acceso al servicio de atención de llamadas de urgencia, con objeto de ordenar la relación entre los operadores de las redes y las entidades que hayan comunicado al Ministerio de Fomento la decisión de prestar este servicio a través del número telefónico 112.

Acceso al servicio

Para el acceso al servicio de atención de llamadas de urgencia se habilita, con carácter exclusivo nacional, el número telefónico 112 de llamadas de urgencia único europeo.

El servicio de atención de llamadas de urgencia 112 será compatible con otros servicios de telecomunicaciones que sean utilizados en el ámbito de las diferentes Administraciones públicas para la atención de llamadas de urgencia de los ciudadanos.

Acceso al número 112

El número telefónico 112 podrá utilizarse por los ciudadanos para requerir, en casos de urgente necesidad, la asistencia de los servicios públicos competentes en materia de atención de urgencias sanitarias, de extinción de incendios y salvamento, de seguridad ciudadana y, por la posible necesidad de coordinar los anteriores, de protección civil, cualquiera que sea la Administración Pública de la que dependa.

Para garantizar la respuesta y atención adecuada de las llamadas que se produzcan y asegurar una actuación rápida, ordenada y eficaz de los mencionados servicios, en el ámbito de las funciones y competencias que a cada uno le correspondan, las entidades prestatarias del servicio de atención de llamadas de urgencia 112 adoptarán las medidas necesarias en relación con los servicios de urgencia de su dependencia y establecerán los acuerdos o convenios de colaboración que sean precisos cuando tales servicios no sean de su titularidad.

Condiciones de acceso al servicio

Los ciudadanos, mediante la marcación del número telefónico 112, accederán de forma gratuita a los centros de recepción de llamadas de que dispongan las entidades prestatarias del servicio de atención de llamadas de urgencia 112.

De la prestación del servicio

La prestación del servicio de atención de llamadas de urgencia 112 se llevará a cabo por las Comunidades Autónomas que establecerán los correspondientes centros de recepción de llamadas de urgencia y las redes que, en su caso, fuera necesario instalar para establecer otros puntos de atención de los servicios públicos que hubieran de proporcionar la asistencia objeto de las llamadas de urgencia.

A tales efectos, las Comunidades Autónomas deberán comunicar al Ministerio de Fomento su decisión de constituirse en entidades prestatarias del servicio.

En ningún caso podrán producirse solapamientos territoriales entre los ámbitos que correspondan a entidades prestatarias de servicios de atención de llamadas de urgencia 112. A estos efectos, las Comunidades Autónomas deberán controlar las formas de gestión del citado servicio para que queden claramente diferenciados los distintos ámbitos de atención del mismo.

Objetivos de los primeros auxilios

→ El principal objetivo es **conservar la vida.**

→ Intentar evitar que las lesiones sean más graves que si no hubiéramos intervenido.

→ Evitar la aparición de nuevas lesiones.

→ Alivio del dolor.

→ Ayudar a la recuperación del accidentado.

→ Asegurar el traslado a un centro sanitario cercano.

Parada cardiorrespiratoria

Definimos la parada cardiorrespiratoria (P.C.R) como el estado clínico consecuente al "cese súbito e inesperado de la circulación y respiración espontáneas, con la peculiaridad de ser **potencialmente reversible**". De no ser revertida esta situación de muerte clínica en escasos minutos, la interrupción de aporte de oxígeno a los órganos vitales desencadenará la muerte biológica irreversible.

La muerte no es inmediata. Disponemos de **un margen de 4-5 minutos** para iniciar actuaciones que, sustituyendo artificialmente las funciones vitales, prolonguen el tiempo en que pueden aplicarse otras técnicas capaces de restaurar la actividad espontánea de estas funciones.

Otra definición de PCR es la del consenso internacional conocido como estilo Utstein, que se basa en el cese de la actividad mecánica cardíaca confirmada por:

- **Ausencia de conciencia**
- **Ausencia de respiración**
- **Ausencia de pulso detectable (circulación)**

Esta última definición se orienta más a la valoración y decisión de actuación básica por parte del ciudadano.

Los primeros auxilios tienen como base anatomofisiológica la posibilidad de actuar sobre órganos vitales –como el corazón **(masaje cardíaco)**– o sobre funciones vitales –como la respiración **(respiración artificial)**–, a fin de suplir sus funciones momentánea y urgentemente en espera de que se recuperen antes de que sea demasiado tarde, o de evitar que una situación transitoria, como puede ser una hemorragia, se convierta en un grave peligro para la persona afectada.

En cualquier situación de emergencia existirá siempre la posibilidad de un desenlace fatal. Por ello, cualquier ciudadano tendrá siempre en su mente los siguientes **principios anatomofisiológicos:**

— **La vía aérea** (aparato respiratorio) siempre debe estar permeable al aire, o lo que es lo mismo, al O2. Sin este principio, cualquier maniobra de reanimación está condenada al fracaso.
— Si el aparato circulatorio no es capaz de transportar el O2 al organismo, el resultado es igual de fatal que en el caso anterior.
— Si el sistema nervioso central no recibe O2 en muy corto tiempo (aproximadamente 4-5 minutos) las secuelas de esta falta de O2 serán irreversibles o mortales.
— Además de estos sistemas y aparatos, los otros sistemas también sufren por falta de O2; consiguientemente, una vez superada la urgencia vital, nuestras atenciones irán encaminadas a evitar problemas, complicaciones o secuelas sobre otros aparatos y sistemas por la falta de oxígeno o por otras causas (fracturas, quemaduras, hemorragias, etc.).

Consenso internacional sobre soporte vital básico y reanimación cardiopulmonar

Las recomendaciones marcadas en el año 2005 y actualizadas en 2010, y posteriormente en el 2015, por la ERC (European Resuscitation Council) han sido validadas y asumidas por la práctica totalidad de los profesionales de la emergencia sanitaria.

En la actualidad existe un organismo internacional denominado ILCOR (International Liasion Committee on Resuscitation), integrado por la AHA (Asociación Americana del Corazón), el ERC, el Australian Resuscitation Council, la Heart and Stroke Foundation of Canada, el Resuscitation Council of Southerm Africa y el Consejo Latino Americano de Resucitación que proporciona un mecanismo de consenso mediante el cual la ciencia y el conocimiento relevante internacional en emergencias cardíacas pueden ser identificados y revisados.

Las primeras recomendaciones del ILCOR fueron elaboradas a modo de declaración de consejos en el año 1997, y partiendo de ellas cada una de las organizaciones ya existentes ha ido adaptando sus guías de actuación.

La enseñanza de RCP básica tiende a convertirse en muchos países en una prioridad de salud pública por el número de fallecimientos y lesiones irreversibles que podría evitar su conocimiento generalizado. El ERC ha dado las siguientes recomendaciones para la enseñanza de la RCP básica:

- La enseñanza del SVB debería ser obligatoria en todas las escuelas de Odontología y de Enfermería.
- Los hospitales europeos han de asegurar un programa de formación continuada en RCP para todo el personal medico.
- Los hospitales europeos han de tener programas para asegurar que todo el personal en contacto directo con la atención al paciente recibe enseñanza y reciclaje en RCP.
- Todo el personal de los servicios de emergencia debería recibir enseñanza y reciclaje en SVB.
- Todos los conductores de los servicios públicos deberían estar entrenados en SVB.
- Promover la formación e implantación de desfibriladores de acceso público (DEA o DESA).
- "Todas las escuelas europeas habrían de incluir en sus currículos docentes la enseñanza de SVB".

Reanimación cardiopulmonar y soporte vital básico

Entendemos por **reanimación cardiopulmonar (RCP)** un conjunto de maniobras estandarizadas de desarrollo secuencial (aceptadas internacionalmente), cuyo objetivo es inicialmente sustituir y a continuación tratar de restablecer la respiración y circulación espontánea, sin que se produzcan alteraciones cerebrales.

Actualmente se habla de **soporte vital** (SV), integrando los conceptos:

- La prevención de la parada cardiorrespiratoria, la activación de los sistemas de emergencia, la intervención precoz (apertura de la vía aérea y posición lateral de seguridad) e incluye el programa educativo que permite la difusión de técnicas y conocimientos a toda la población.
- El soporte respiratorio y circulatorio a las víctimas de una parada cardiorrespiratoria mediante las maniobras de RCP.

Ante una parada cardiopulmonar, debemos intentar los siguientes objetivos:

a. Una oxigenación tisular suficiente para los órganos vitales (SNC, corazón y pulmón).
b. Prevenir el daño celular anóxico (por falta de oxígeno).

El soporte vital básico (SVB) no suele incluir ni el empleo de medicamentos ni el uso de maniobras invasivas (que entraría dentro de lo que sería soporte vital avanzado, realizado por personal sanitario especializado)

La mayoría de los ciudadanos deberíamos dominar las habilidades del SVB, las cuales podríamos adquirir bien en la formación básica de los colegios o bien asistiendo a un breve curso formativo.

De esta forma grandes sectores de la población tendrían esos conocimientos básicos, muy válidos para poder instaurar una reanimacion cardiopulmonar básica (RCP-básica) necesaria en situaciones críticas de parada cardiorrespiratoria.

Algoritmo de soporte vital básico del adulto

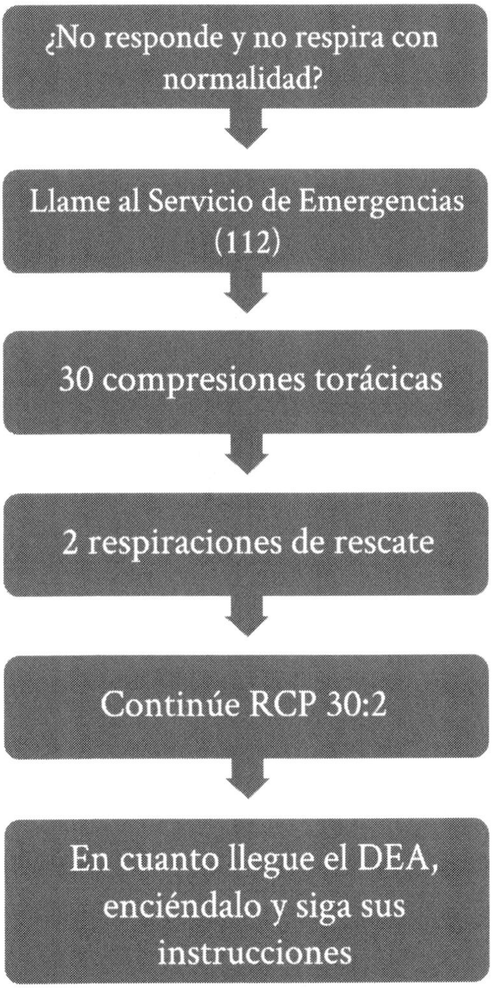

Secuencia de actuación

- **Seguridad:** Asegúrese de que usted, la víctima y cualquier testigo están seguros.
- **Evalue la víctima:** Sacuda suavemente sus hombros y pregunte en voz alta: ***"¿Se encuentra bien?"***.

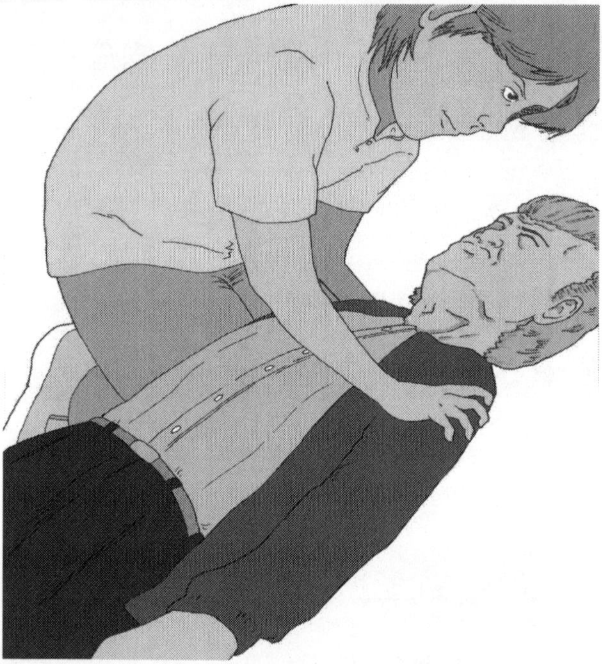

Si responde, déjelo en la posición en la que se encontró, siempre que no exista mayor peligro; trate de averiguar qué peligro tiene y consiga ayuda si se necesita; reevalúelo con frecuencia.

- **Vía aérea:** En caso de que **no responda**, tendremos que **abrir la vía aérea**.

1. Coloque a la víctima boca arriba.

2. Coloque su mano sobre la frente e incline suavemente su cabeza hacia atrás, con la yema de sus dedos bajo el mentón para abrir la vía aérea.

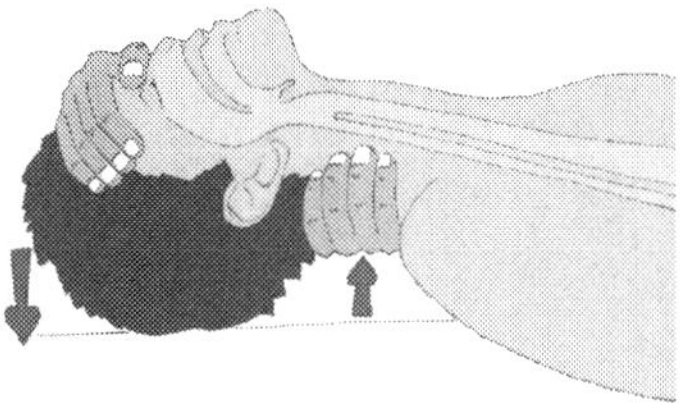

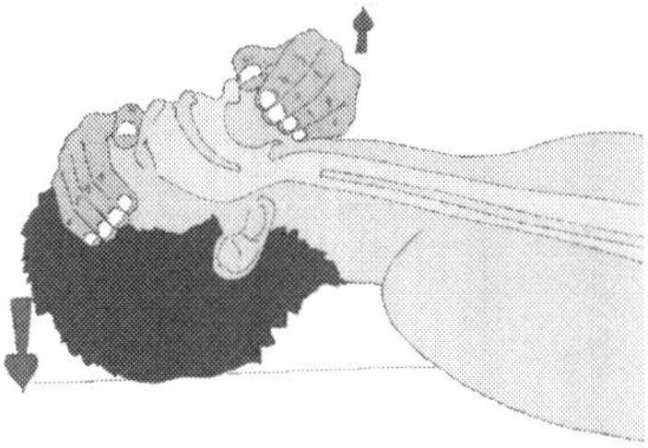

3. Existiendo sospecha de traumatismo: ante la más leve sospecha de lesión en la columna vertebral, habrá de elevarse la mandíbula del accidentado pero sin tensar el cuello.

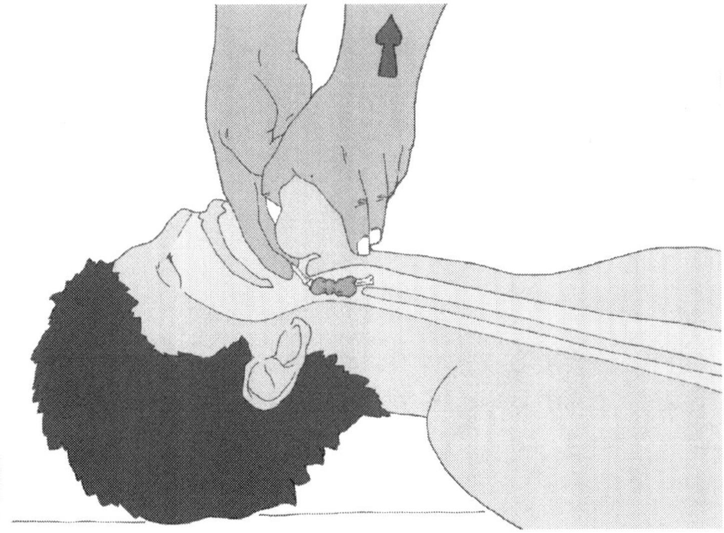

Situaciones que deben hacer sospechar lesión de columna cervical
Pacientes con lesión supraclavicular evidente
Pacientes implicados en traumatismos de alta velocidad
Accidentes de motocicleta
Precipitaciones
Ahogados

- **Respiración: Mire, escuche y sienta la respiración normal.**

  En los primeros minutos de una parada cardíaca, una víctima puede estar prácticamente sin respiración o presentar boqueadas infrecuentes, lentas y ruidosas.

  No confunda esto con la respiración normal. Mire, escuche y sienta durante **no más de diez segundos** para determinar si la víctima está respirando normalmente.

  Si tiene alguna duda acerca de si la respiración es normal, actúe como si no estuviera respirando normalmente y prepárese para empezar RCP.

- **No responde y no respira con normalidad: Avise a los Servicios de Emergencias (número 112).**

  Pida a alguien que llame a los servicios de Emergencias (112) si es posible, y si no llámelos usted mismo. Permanezcan junto a la víctima mientras hace la llamada si es posible.

Active la función manos libres en el teléfono para comunicarse mejor con el operador telefónico de emergencias.

- **Envíe a alguien a buscar el DEA (desfibrilador automático)**: Si es posible, envíe a alguien a buscar un DEA y traerlo. Si está usted solo, no abandone a la víctima y comience la RCP.
- **Circulación.**
  — **Inicie compresiones torácicas.**
  — Arrodíllese al lado de la víctima.
  — Coloque el talón de una mano en el centro del pecho de la víctima (la mitad inferior del hueso central del pecho de la víctima o esternón).
  — Coloque el talón de la otra mano encima de la primera.
  — Entrelace los dedos de sus manos y asegúrese de que la presión no se aplica sobre las costillas de la víctima.
  — Mantenga sus brazos rectos.
  — No haga presión sobre la parte alta del abdomen o de la parte final del esternón (hueso central del pecho).
  — Colóquese verticalmente sobre el pecho de la víctima y comprima el esternón aproximadamente 5 cm (pero no más de 6 cm).

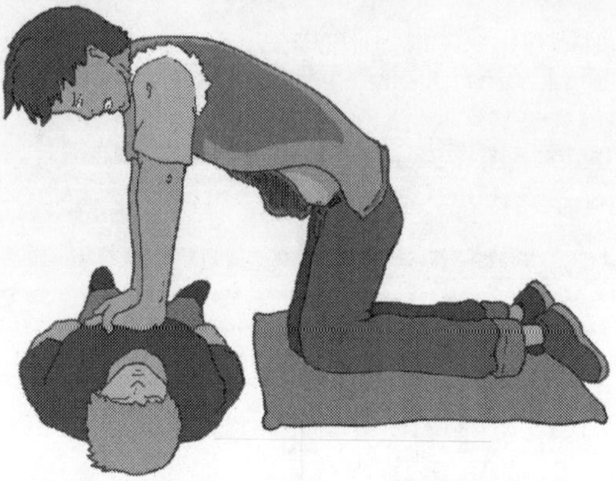

— Después de cada compresión, libere toda la presión sobre el pecho sin perder contacto entre sus manos y el esternón.

— Repita una frecuencia de 100-120 por minuto.

- **Si está formado y es capaz: Combine las compresiones torácicas con las respiraciones de rescate**.

— Después de 30 compresiones, abra la vía aérea de nuevo usando la maniobra frente-mentón.

— Utilice el dedo índice y el pulgar de la mano que tiene sobre la frente para pinzar la parte blanda de la nariz, cerrándola completamente.

— Permita que la boca se abra, pero mantenga el mentón elevado.

— Inspire normalmente y coloque sus labios alrededor de la boca, asegurándose de que hace un buen sellado.

— Sople de modo sostenido en el interior dela boca mientras observa que el pecho se eleva, durante **alrededor de 1 segundo** como en una respiración normal; esto es una **respiración de rescate efectiva**.

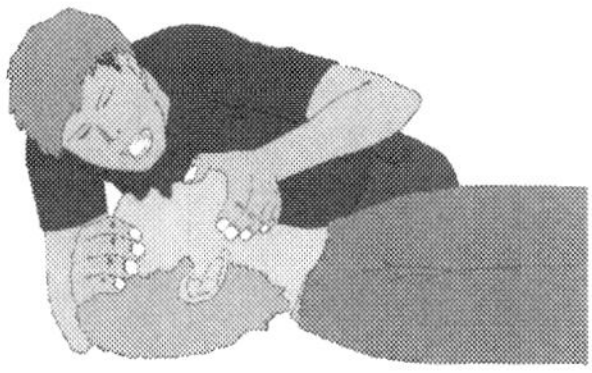

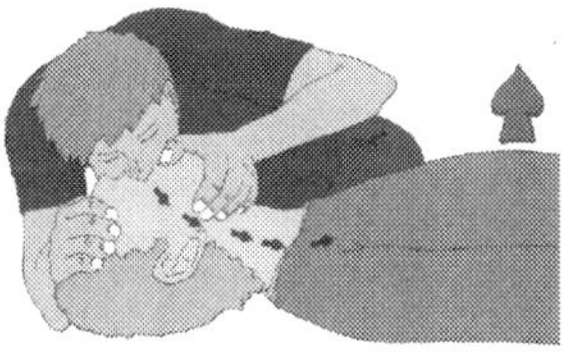

— Manteniendo la maniobra frente-mentón, retira su boca de la víctima y observa que el pecho desciende conforme el aire sale.

— Tome aire normalmente otra vez y sople en la boca de la víctima una vez más para conseguir un total de **dos respiraciones de rescate efectiva**. No interrumpa las compresiones más de 10 segundos para dar las dos respiraciones. A continuación recoloque sus manos sin demora en la posición correcta sobre el esternón y realice 30 compresiones más.

— Continúe con las compresiones torácicas y las respiraciones de rescate en una relación de 30:2.

- **Si no está formado o no es capaz de dar respiraciones de rescate.**

  — **Continue RCP solo con compresiones torácicas**.

  — Haga RCP solo con compresiones (compresiones continuas, a una frecuencia de 100-120 por minuto).

- **Cuando llegue el DEA (desfibrilador automático).**

  — **Ponga en funcionamiento el DEA y aplique los parches.**

— Tan pronto como llegue el DEA:

— Ponga en funcionamiento el DEA y aplique los parches adhesivos en el pecho desnudo del paciente.

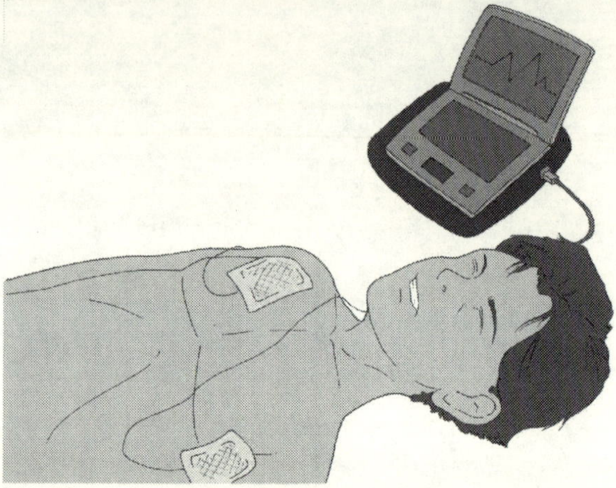

— Si hay más de un reanimador, las maniobras de RCP se deben continuar mientras se colocan los parches sobre el pecho.

— **Siga las instrucciones visuales/sonoras.**

— Asegúrese de que nadie toca a la víctima mientras el DEA realiza análisis del ritmo.

— **Si la descarga está indicada, aplique una descarga.**

— Asegúrese de que nadie toca a la víctima.

— Aprieta el botón de descarga como se indica (los DEA completamente automáticos aplicarán la descarga automáticamente).

— Reinicie inmediatamente RCP 30:2.

— Continúe siguiendo las instrucciones visuales/sonoras.

— **Si la descarga no está, indicada continúe RCP.**

— Reinicie RCP inmediatamente. Continúe como se indica en las instrucciones visuales/sonoras.

- **Si no se dispone de un DEA continúe RCP**

  — No interrumpa la resucitación hasta que:

  — Un profesional sanitario le diga que pare.

  — La víctima comience a despertar: se mueva, abra los ojos y respire con normalidad.

  — Usted se agote.

- **Si no responde pero respira con normalidad.**

  Si está seguro de que el paciente respira con normalidad pero no responde, colóquelo en la posición de recuperación (posición lateral de seguridad).

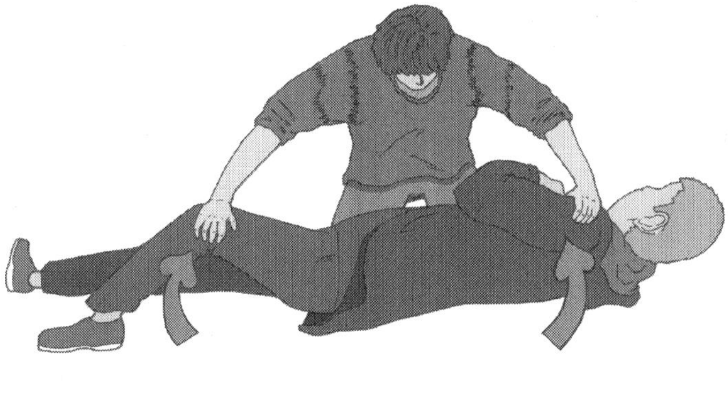

Es raro que la RCP por sí sola reinicie el corazón. A no ser que esté seguro que el paciente se ha recuperado, continúe la RCP.

Signos de que la víctima se ha recuperado:

— Comienza a despertar.
— Se mueve.
— Abre los ojos.
— Respira con normalidad.

Esté preparado para reiniciar la RCP inmediatamente si el paciente se deteriora.

MASAJE CARDIACO EXTERNO

1. Colocamos el talón de una mano en el centro del pecho (1/3 inferior del esternón). Confirmar que no estamos en el extremo del esternón, ni sobre el abdomen, ni sobre los cartílagos condrocostales.
2. Colocaremos el talón de la otra mano paralelamente, sobre la mano situada en el "centro del pecho". Entrelazamos los dedos, sin que toquen el tórax.
3. Posición de masaje:
   - Víctima en posición de RCP: boca arriba, con brazos y piernas extendidos.
   - Extender los brazos perpendicularmente sobre el pecho de la víctima.
   - Hundir 4-5 centímetros.
   - Comprimir y descomprimir con un ritmo aproximado de 100-120 veces por minuto.
   - Si es posible, cada 2 minutos, se sustituirá al reanimador, para evitar la fatiga.

Intercalaremos dos ventilaciones cada 30 compresiones haya uno o dos reanimadores.

Cuando hay dos reanimadores, la primera prioridad es que uno de los rescatadores active la alarma mientras el otro comienza con el soporte vital básico.

VENTILACIÓN BOCA A BOCA

1. Abrir la vía aérea.
2. Pinzar la nariz de la víctima.
3. Sellar su boca con los labios del reanimador.
4. Insuflar aire suavemente durante aproximadamente un segundo.
5. Comprobar que se eleva el pecho.
6. Realizar la maniobra dos veces.

   Continuaremos con el masaje y las ventilaciones hasta:

   - La llegada del equipo de parada.
   - Que la víctima muestre signos de vida.
   - Que el reanimador esté exhausto.

POSICIÓN LATERAL DE SEGURIDAD

Usaremos la posición de SIMS o lateral de seguridad una vez que el paciente está estabilizado y esperamos a los servicios de urgencia para:

- Evitar la broncoaspiración.
- Mantener la alineación de cabeza, cuello y tronco.
- Mantener la posición evitando que la víctima ruede o se desequilibre.

¿Cómo poner al paciente en posición lateral de seguridad?

- Retirar objetos que puedan ser lesivos (p. ej. gafas).
- Hacer rodar a la víctima, con cuidado, hacia el reanimador, desde su posición inicial.
- Cuidar de no lesionar los brazos y piernas.
- Mantener alineados la cabeza, tronco y extremidades.

Desfibrilador externo automático (DEA)

Las causas más frecuentes de parada cardiorrespiratoria (PCR) son la fibrilación ventricular (FV) y la taquicardia ventricular sin pulso (TVSP). Estas alteraciones del ritmo deben ser tratadas de forma prioritaria mediante desfibrilación externa, entendiendo como tal la transmisión de corriente eléctrica al músculo cardiaco a través de la pared torácica, con el objeto de poner fin a la FV o la TVSP. Esta acción se conoce entre los profesionales sanitarios como descarga o choque, y de esta manera la denominaremos en adelante.

Numerosos estudios demuestran que el uso precoz de desfibrilador externo puede aumentar considerablemente la supervivencia de los individuos que sufren una PCR. En varios Estados ya está legislada la colocación y utilización de desfibriladores externos automáticos (DEA) en los lugares de pública concurrencia.

Los denominados DEA son desfibriladores externos automáticos o semiautomáticos (ambos se conocen con el mismo nombre), que incorporan un sistema de análisis del ritmo. Cuando un dispositivo automático detecta un ritmo que requiere choque, se carga y suministra el choque, mientras que el semiautomático aconseja al reanimador cuándo suministrar el choque y este, una vez tomadas las debidas precauciones (al igual que con el desfibrilador manual, no se debe tocar al paciente en el momento de la descarga), será el que realice la acción ultima (oprimir el botón de descarga) para administrarlo.

Los DEA no disponen de las palas que tienen los desfibriladores manuales, y se conectan al paciente mediante dos electrodos adhesivos de gran tamaño, que sirven al mismo tiempo para registrar la señal del ECG analizando el ritmo cardiaco y para transmitir la energía de la descarga, en el caso de que fuese necesaria.

Estos dispositivos, si se utilizan correctamente (con sistemas de reducción de ruido si es posible), han demostrado ser sumamente precisos y seguros tanto para el paciente como para el reanimador. Están indicados en niños mayores de 1 año.

Se puede considerar efectuar compresiones torácicas antes de la desfibrilación cuando la llegada del SEM a la escena sea después de 4-5 minutos de la llamada.

Procedimiento para el empleo de los DEA

Ante una posible PCR, comience a aplicar el algoritmo correspondiente.

Si al valorar la respiración comprueba que el individuo no respira, consiga un DEA.

Cuando confirme la PCR siga los siguientes pasos:

- Coloque a la víctima en decúbito supino y colóquese en su lado izquierdo.
- Coloque los electrodos sobre el pecho del paciente, en posición antero-lateral (posición esternon-apex). La placa adhesiva del esternón se coloca en la parte superior derecha del tórax del paciente, a la derecha del esternón debajo de la clavícula. La placa del ápex se coloca en la parte inferior izquierda del pecho sobre el ápex del corazón, a la izquierda del pezón en la mitad de la línea axilar.
- Encienda el dispositivo y siga las indicaciones auditivas/visuales.

Para realizar el análisis del ritmo con las máximas garantías, debe evitarse el movimiento de la víctima y el contacto físico con ella.

Si está indicado el choque:

- Asegúrese de que todo el mundo se aparta de la victima.
- Pulse el botón de choque como se indica.
- Realice las maniobras de RCP (30 compresiones torácicas-2 ventilaciones) durante 5 ciclos, (aproximadamente 2 minutos).

Si el choque no está indicado:

- Busque signos de que hay circulación.
- Si no hubiera signos de circulación, lleve a cabo las maniobras de RCP (30 compresiones torácicas-2 ventilaciones) durante 2 minutos y repita el análisis.
- Seguir las instrucciones del DEA hasta que esté disponible el soporte vital avanzado.

Tenga presente que cuanto más se demore en realizar la desfibrilación, menor es la probabilidad de éxito.

Si no dispone de una DEA, comience con las maniobras de RCP hasta disponer de uno de estos dispositivos o hasta la llegada de los equipos especializados.

ALGORITMO RESUCITACIÓN CARDIOPULMONAR BÁSICA

ANÁLISIS SITUACIÓN PACIENTE Y ENTORNO
GARANTIZAREMOS SEGURIDAD

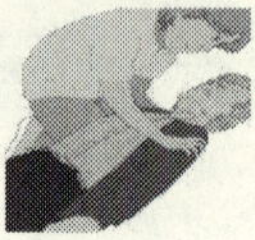

SI

CONSCIENCIA

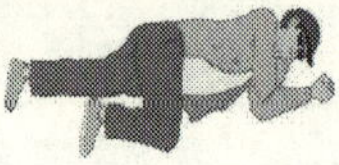

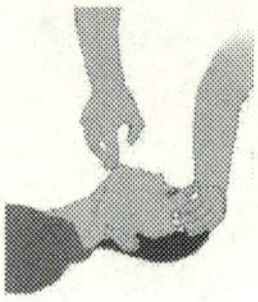

NO

APERTURA VIA AEREA
VER, OIR, SENTIR (10 seg)

NO RESPIRA

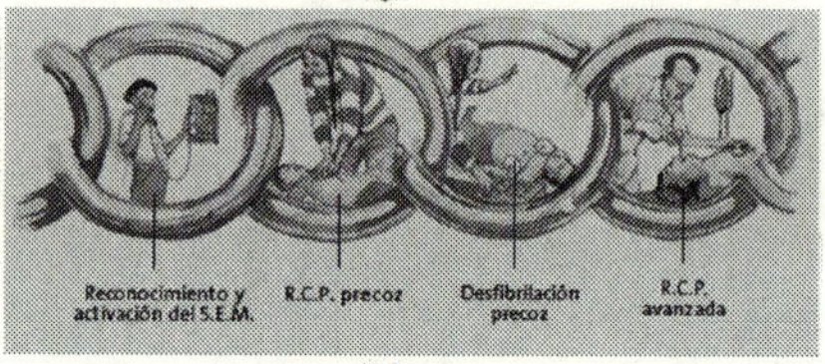

DEPRIMA EL TORAX 5-6 CM
RITMO 100-120/min

INSUFLE 1 SEGUNDO
EXPANDIENDO EL TÓRAX (2 resp.)

LLAMAR

112

COMIENCE RCP 30:2

SI DISPONE DE DESA
¡¡ UTILICELO!!

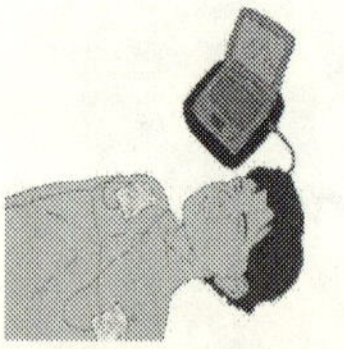

ENCIENDA EL DESA

COLOQUE LOS PARCHES

SIGA LAS INSTRUCCIONES

¡¡RECUERDA!!: REALIZAREMOS RCP HASTA:
LLEGADA DEL EQUIPO AVANZADO-REANIMADOR EXHAUSTO-RECUPERACIÓN DE LA VICTIMA

Algoritmo soporte vital básico pediátrico

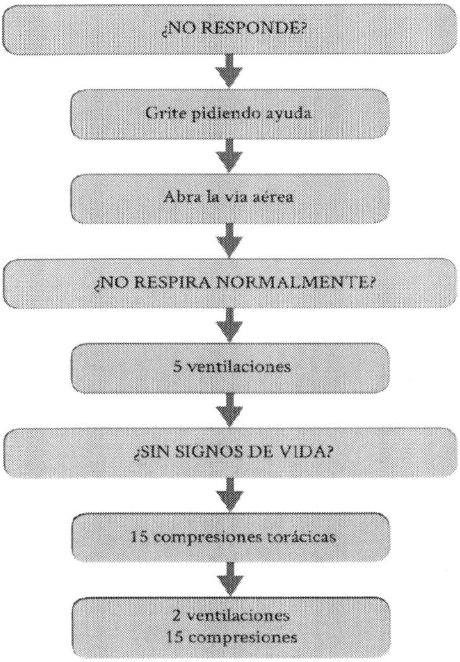

Después de 1 minuto de RCP llame al 112 o al equipo de parada cardiaca pediátrica

IMPORTANTE

Tras 1 minuto de RCP, llame al número de emergencias (112).

Secuencia de actuación

- **Verifique la seguridad del reanimador y del niño.**
- **Compruebe la inconsciencia del niño.**

  Estimule al niño con suavidad y pregúntele en voz alta: **"¿estás bien?"**.
- **Si el niño responde, verbalmente o moviéndose:**
  - Deje al niño en la posición en la que le ha encontrado (a menos que esté expuesto a algún peligro adicional).
  - Compruebe su estado y pida ayuda si fuera necesario.
  - Reevalúe su situación de forma periódica.
- **Si el niño no responde:**
  - **Grite pidiendo ayuda.**
  - Con cuidado, gire al niño y colóquelo en decúbito supino.
  - Abra la vía aérea del niño extendiendo su cabeza y elevando su mandíbula (maniobra frente-mentón). Para ello:
    - Coloque la mano en la frente del niño y presione con suavidad intentando inclinar la cabeza hacia atrás.
    - Al mismo tiempo trate de elevar el mentón, colocando las puntas de los dedos debajo del mismo. No debe hacer presión sobre los tejidos blandos bajo la mandíbula, ya que esto puede obstruir la vía aérea.

- Si con esas maniobras tiene dificultades para abrir la vía aérea, intente la maniobra de elevación mandibular: para ello, coloque los dedos pulgar e índice de cada manos detrás de cada lado de la mandíbula del niño y empújela hacia delante.

- **Manteniendo la vía aérea abierta, "ver", "oir" y "sentir" si la respiración es normal.**

Para ello coloque su cara cerca de la cara del niño y mirando hacia el pecho.

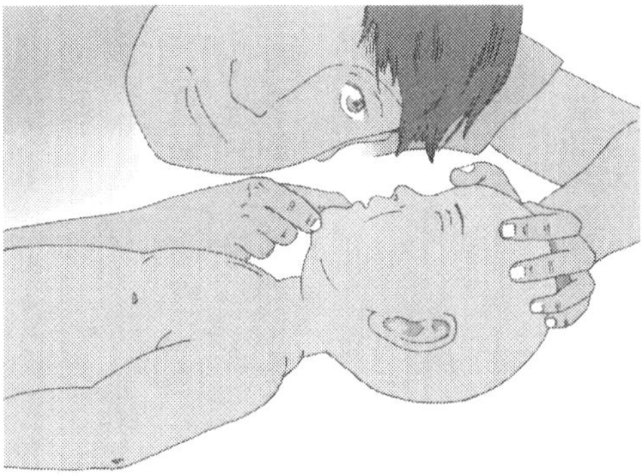

— Vea si hay movimientos torácicos.

— Escuche sonidos respiratorios en la nariz y boca del niño.

— Sienta el aire exhalado en su mejilla

— En los primeros minutos tras una parada cardíaca, un niño puede realizar algunas "**respiraciones agónicas**" lentas. Vea, oiga y sienta dichas respiraciones durante un máximo de 10 segundos antes de tomar una decisión. Si tiene alguna duda sobre si la respiración es normal o no, actúe como si no fuera normal.

- **Si el niño respira normalmente.**
  - — Gire al niño hasta colocarlo en posición lateral de seguridad.
  - — Envíe a alguien o vaya usted mismo a buscar ayuda. Llame al 112.
  - — Compruebe de forma periódica que el niño sigue respirando.
- **Si la respiración no es normal o está ausente**
  - — Extraiga con cuidado cualquier cuerpo extraño que obstruya la vía aérea.

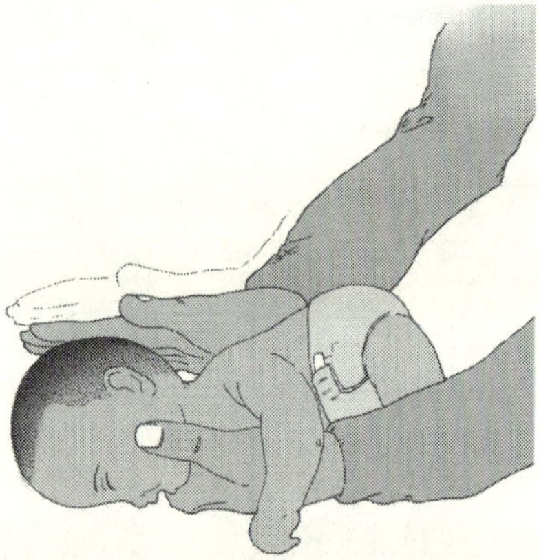

— Haga **cinco insuflaciones iniciales de rescate**.

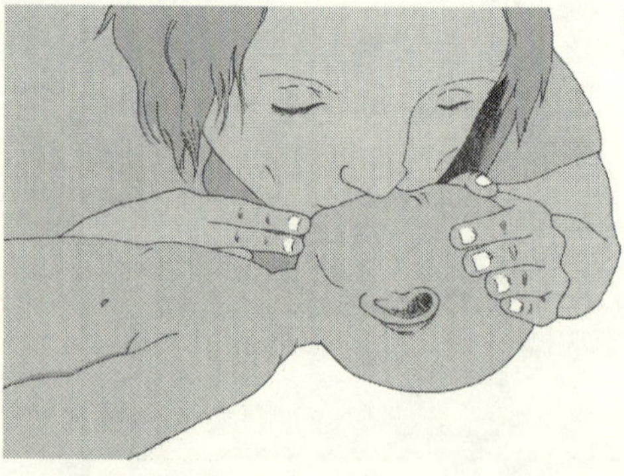

— Mientras realice las insuflaciones de rescate, compruebe si provocan alguna respuesta en forma de movimientos, respiraciones o tos.

Insuflaciones (respiraciones) de rescate para un niño mayor de un año:

- Asegure la extensión de la frente y la elevación del mentón. Maniobra frente-mentón.
- Haga pinza en la parte blanda de la nariz del niño con los dedos pulgar e índice de la mano que tiene apoyada sobre su frente.
- Permita que se abra su boca, pero manteniendo la elevación del mentón.
- Inspire y coloque sus labios en la boca del niño, asegurándose de que se consiga un buen sellado.
- Insufle en la boca del niño en forma mantenida durante 1-1,5 segundos y compruebe que su pecho se eleva.
- Mantenga la extensión del cuello y la elevación del mentón, retire su boca de la víctima y compruebe que el pecho del niño desciendo cuando el aire "sale".
- Inspire de nuevo y repita la secuencia descrita, cinco veces. Compruebe su eficacia observando que el pecho del niño se eleva y desciende cada vez, de modo similar al que se produce con una respiración normal.

Insuflaciones (respiraciones) de rescate para un lactante

- Asegure una posición neutra de la cabeza y eleve el mentón.
- Inspire y cubra con su boca la boca y la nariz del bebé, asegurándose de que consiga un buen sellado. Si el tamaño del bebé impide cubrir su boca y nariz, el reanimador puede intentar sellar solo la boca o la nariz del lactante (en caso de usar la nariz, se cerrarán los labios para evitar la fuga del aire).
- Sople de forma mantenida durante 1-1,5 segundos, lo suficiente para observar que su pecho se eleva.
- Mantenga la posición de la cabeza y elevación del mentón, separe su boca de la víctima y observe si su pecho desciende cuando el aire "sale".
- Inspire de nuevo y repita la secuencia descrita, cinco veces.

Tanto en lactantes como en niños, si usted tiene dificultad para conseguir una insuflación efectiva, la **vía aérea puede estar obstruida**, en cuyo caso hay que proceder de la siguiente manera:

— Abra la boca del niño y extraiga cualquier causa visible de la obstrucción. No haga un "barrido a ciegas" con el dedo.

— Asegúrese de que la extensión de la cabeza y la elevación del mentón son adecuadas y que el cuello no está extendido en exceso.

— Si con la maniobra frente-mentón no se ha conseguido abrir la vía aérea, intente la maniobra de tracción de la mandíbula.

— Haga cinco intentos para conseguir insuflaciones efectivas, y si no lo consigue, empiece a hacer compresiones torácicas.

- **Valore la situación circulatoria del niño durante un máximo de 10 segundos:**
  - — Busque signos de vida. Esto incluye: cualquier movimiento, tos o respiraciones normales (no respiraciones agónicas ni respiraciones irregulares).
  - — Si decide palpar el pulso, asegúrese de hacerlo en menos de 10 segundos.
  - — En un niño mayor de un año: palpe el pulso carotídeo en el cuello.
  - — En un lactante: palpe el pulso braquial en la cara interna del brazo.
  - — Tanto en niños como en lactantes puede palparse también el pulso femoral en la ingle, entre la espina iliaca anterosuperior y la sínfisis del pubis.
- **Si en esos 10 segundos considera que ha detectado signos de vida:**
  - — Si es necesario, continúe con las respiraciones de rescate hasta que el niño respire de forma eficaz por sí mismo.
  - — Si permanece inconsciente, gire al niño y póngalo de lado (en posición lateral de seguridad).
  - — Reevalúe al niño con frecuencia.
- **Si no hay signos de vida:**
  - — **Inicie las compresiones torácicas**.
  - — Combine las insuflaciones de rescate con las com-

presiones torácicas (en una relación de 15:2 (15 compresiones, 2 ventilaciones).

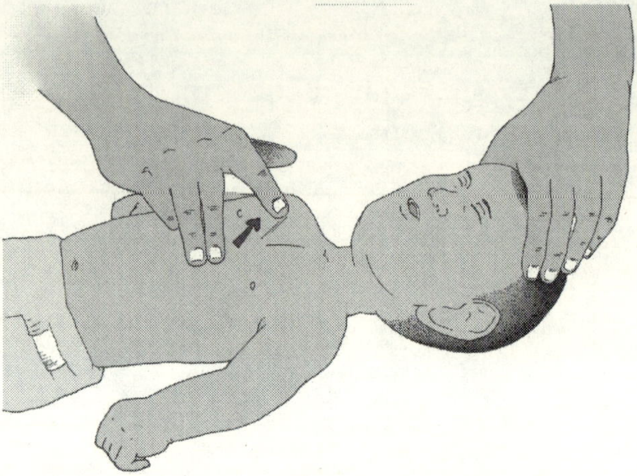

- **No interrumpa la reanimación hasta que:**
  - — El niño muestre signos de vida (empieza a despertarse, a moverse, a abrir los ojos, a respirar normalmente, y se palpe claramente un pulso a una frecuencia superior a 60 latidos por minuto).
  - — Llegue atención sanitaria especializada.
  - — Usted esté exhausto.

Algoritmo de actuación en soporte vital básico
Pediatría

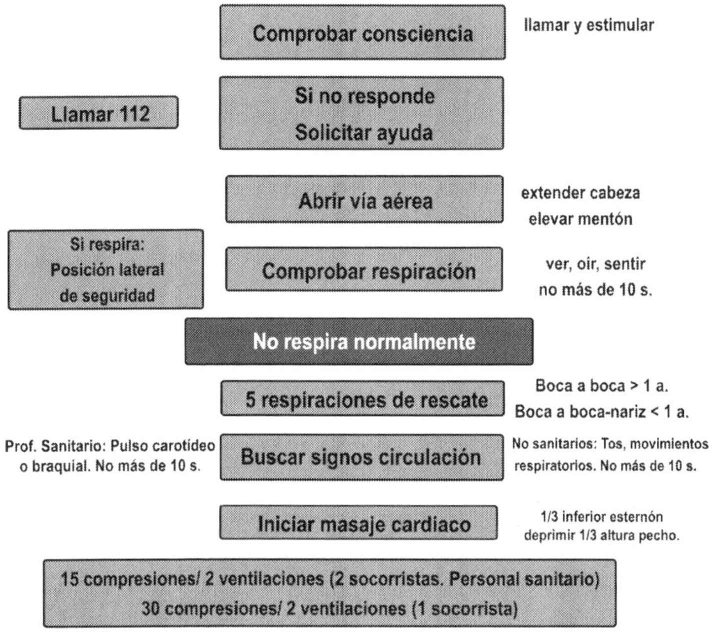

Protocolo de actuación P.A.S

Los primeros auxilios consisten en prestar unos primeros cuidados a una persona enferma o accidentada repentinamente. Las pautas de actuación ante un accidente son el "protocolo PAS":

1. Proteger el lugar de los hechos.
2. Alertar a los servicios de emergencia.
3. Socorrer a las víctimas.

Proteger

Hay que considerar, durante la protección al accidentado, a uno mismo y a terceros, pues después de un accidente puede persistir el peligro que lo originó.

Es necesario hacer seguro el lugar, tanto para el accidentado como para quien le socorre. Si el peligro persiste, aléjelo del accidentado y de usted mismo. Si esto no fuera posible, aléjelo y aléjese de él o bien señalice su presencia si la situación así lo requiere.

Avisar

Ponga los hechos al corriente de los servicios de atención sanitaria. Cuando contacte con ellos identifíquese, dé dirección o coordenadas exactas de su ubicación y si no fuera posible dé referencias para la localización del lugar donde se encuentra.

No olvide dar el número de accidentados, el tipo de víctimas y las lesiones que pudieran tener. Además, informe de posibles peligros en la zona que pudieran empeorar la situación.

Nunca cuelgue el teléfono sin cerciorarse de que su mensaje ha sido recibido, e incluso haga que la persona que le atiende repita el mensaje.

El teléfono europeo de emergencias es el 112. Los teléfonos móviles permiten hacer llamadas aun teniendo las llamadas restringidas.

Socorrer

Un consejo a la hora de asistir al accidentado o herido es que **mantenga la calma; eso tranquilizará también al herido**.

No mueva al accidentado, pues eso podría provocar más lesiones. En una primera exploración compruebe sus signos vitales, es decir, su estado de consciencia y si existe respiración, pulso y posibles hemorragias. Además, compruebe síntomas en una exploración secundaria, buscando puntos dolorosos, heridas o contusiones, deformidades, sensibilidad y movilidad.

La cadena de supervivencia

Si queremos aumentar la supervivencia de los afectados por una RCP, deberemos no solo realizar correctamente un tipo de maniobras, sino que además estas deberán seguir un orden preciso. Es lo que se conoce como "**cadena de supervivencia**".

Los cuatro eslabones de esta cadena imaginaria se enlazan secuencialmente, y los buenos resultados que obtengamos dependerán directamente de lo rápido que se activen y de lo correctamente que se realice cada uno de ellos.

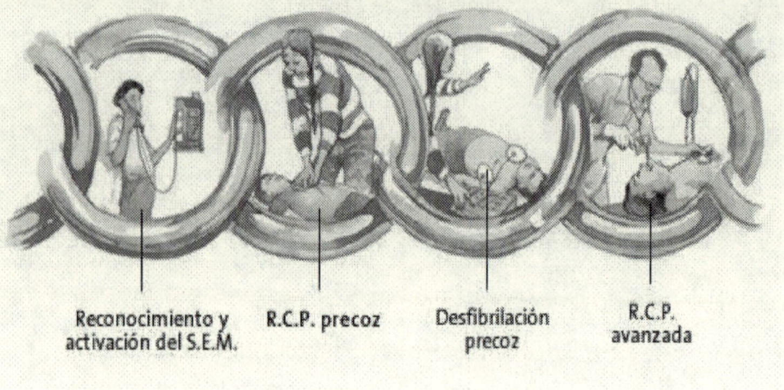

1. Activación precoz de los servicios de emergencia sanitaria

Una vez identificada la situación de parada cardiorrespiratoria, la primera medida a realizar es la activación de los servicios de emergencia sanitarios.

Para que este eslabón funcione adecuadamente, son necesarios dos requisitos:

Por un lado, la correcta formación de amplios sectores de la población, para que cualquier ciudadano pueda identificar el estado de PCR.

Por otro lado, la unificación y difusión masiva de los números de teléfono de las emergencias sanitarias para que la cadena pueda ser activada de inmediato.

2. La RCP básica

- La iniciativa de medidas de RCP debe comenzar lo antes posible. La probabilidad de que una víctima sobreviva tras una RCP está en relación directa con la precocidad con la que comiencen las maniobras de RCP.
- La RCP básica sustituye de forma precaria las funciones vitales por lo que, si se realiza adecuadamente, nos permite ganar algunos minutos hasta que lleguen los equipos de emergencia con personal y material especializado.
- Hay que tener presente que el cerebro humano comienza a deteriorarse aproximadamente a partir de los cuatro minutos de no recibir oxígeno, por lo que únicamente la precocidad de las maniobras nos podrá asegurar de que el individuo recupere sus funciones cerebrales satisfactoriamente.
- Peter Safar, uno de los pioneros en la enseñanza de RCP, dice el respecto que la enseñanza de algo de RCP a todas las personas, probablemente salve más vidas que la perfección obtenida por unos pocos. En este sentido, los esfuerzos de las asociaciones científicas de profesionales sanitarios dedicados a las emergencias, como la Sociedad Española de Enfermería de Urgencias y Emergencias (SEEUE), se han dedicado a la difusión masiva de las técnicas de RCP básica.

3. La desfibrilación precoz

Las causas más frecuentes de PCR son la fibrilación ventricular (FV) y la taquicardia ventricular sin pulso (TVSP), alteraciones ambas que tienen una buena respuesta a la desfibrilación precoz, por lo que se prioriza su aplicación por delante de la administración de fármacos.

El buen pronóstico de la desfibrilación precoz decrece según el tiempo que se tarde en desfibrilar. Así, por cada minuto que nos retrasemos, las posibilidades de supervivencia del enfermo caen un 10 %, y a los diez minutos estas posibilidades llegan a cero. Se estima que hasta un 30 % de las muertes por infarto podrían evitarse si el enfermo fuese tratado con un desfibrilador durante los primeros minutos, cruciales para la supervivencia.

Es tan clara la evidencia que en muchos países se ha regulado la instalación de desfibriladores externos automáticos (DEA) en lugares públicos (aeropuertos, campos deportivos, etc.) y se está formando a personal no sanitario (bomberos, policías, profesores, azafatas, etc.) para que puedan hacer uso de estos dispositivos.

4. El soporte vital avanzado

El último eslabón de la cadena indica la necesidad de completar la estabilización de las funciones vitales y la actuación sobre la causa desencadenante.

En el SVA se asegurará la vía aérea, se establecerá ventilación mecánica si fuese necesaria y se administraran los líquidos y drogas que requiera cada caso. Los resultados logrados con carácter inmediato con la desfibrilación precoz se consolidan cuando se asocia antes de diez minutos el conjunto de técnicas de soporte vital avanzado (SVA).

Preste atención a este aspecto únicamente cuando se hayan estabilizado las funciones vitales del enfermo; entonces se procederá a su traslado hacia el centro sanitario de elección. Con la creación de los equipos de emergencia prehospitalaria en la década de los 90 y la implantación de la "cadena de supervivencia" se produjo un cambio notable en los procedimientos. Ya no se trata de "correr" para llegar lo antes posible al hospital; el enfermo se estabiliza en el lugar donde ocurra el accidente y el traslado se realiza posteriormente. Esta es la mejor manera de aumentar la supervivencia y minimizar los efectos secundarios al accidente.

Decálogo prehospitalario

Cuando nos enfrentamos a una situación de urgencia con accidentados, algo que ocurre fuera del ámbito hospitalario, conviene tener sistematizada una serie de fases por las que tendría que pasar la víctima, hasta que es tratada de forma especializada en un hospital.

Es una situación compleja que conviene simplificarse en unas de fases en las que aplicamos una serie de acciones (incluidos los primeros auxilios) para garantizar la mejor asistencia posible en este tipo de situaciones difíciles de tratar.

Son diez fases de asistencia en el medio extrahospitalario que ocurren desde que se produce la emergencia o accidente hasta que es asumida y tratada (la víctima o víctimas) en el hospital.

FASES DEL DECÁLOGO PREHOSPITALARIO
Primera fase: ALERTA Actitud de **"espere y listos".** Acceso 112
Segunda fase: ALARMA Análisis y tratamiento de la llamada (interrogatorio). Desplazamiento del equipo y material necesarios.
Tercera fase: APROXIMACIÓN Acceso al lugar del siniestro por el camino **"más seguro, más rápido y más corto"**.
Cuarta fase: AISLAMIENTO Y CONTROL Acotar la zona y prevenir que se produzcan nuevos accidentes.
Quinta fase: TRIAJE Clasificar las victimas en función de su prioridad de asistencia teniendo en cuenta los recursos disponibles.

Sexta fase: SOPORTE VITAL (BÁSICO Y AVANZADO)
SVB Vías aérea permeables, compresiones torácicas y respiraciones de rescate (si fuera necesario).
Además **SVA** (avanzado) con actuación sobre las causas de la parada cardiorrespiratoria (medicaciones, intubación endotraqueal, vías venosas, desfibrilación, control de hemorragias, etc.).

Séptima fase: ESTABILIZACIÓN
Estabilizar sus funciones vitales y colocar a la víctima en las condiciones más óptimas para proceder a su traslado a un centro hospitalario.

Octava fase: TRANSPORTE
Seleccionar el medio de transporte más adecuado para garantizar la continuidad de cuidados.
Saber dónde llevar a la víctima (el lugar idóneo).
No iniciar el transporte en tanto no estén resueltas estas premisas.

Novena fase: TRANSFERENCIA
Relevo de forma solapada entre la atención prehospitalaria y la hospitalaria.

Décima fase: REACTIVACIÓN DEL SISTEMA
Reinicio dentro del sistema hospitalario de esta continuidad asistencial sobre los problemas de la víctima.

Principales accidentes en el hogar y en la vida diaria

En casa o en los sitios habituales en los que desarrollamos nuestras actividades diarias (colegios, entornos laborales, gimnasios, parques, zonas de ocio, etc.) nos podemos encontrar con una serie de riesgos relacionados con golpes, caídas, resbalones, quemaduras, cortes, intoxicaciones, etc. Riesgos que pueden minimizarse tomando ciertas medidas de seguridad, como mantener fuera del alcance de los niños los productos de limpieza o los medicamentos, no cambiar el recipiente de productos tóxicos ni retirar las etiquetas para evitar ingestiones accidentales, etc.

Podemos adaptar la casa con elementos que previenen accidentes, como alfombras antideslizantes en superficies resbaladizas (por ejemplo, a la salida de la bañera), pasamanos en zonas estratégicas e incluso diversos dispositivos de seguridad homologados para niños (como los dispositivos para los enchufes).

Hay que tener en cuenta que es en el hogar donde más accidentes e intoxicaciones en general se producen. No obstante, los consejos básicos que a continuación vamos a detallar nos sirven para actuar en cualquier entorno, tanto dentro como fuera del hogar.

Actuación ante las quemaduras

Las quemaduras son lesiones producidas en la piel por acción del calor, agentes físicos (electricidad, radiaciones o fuego), productos químicos o la acción del frío (quemaduras por congelación).

La gravedad de una quemadura dependerá tanto de la extensión de la misma como de su profundidad.

Una quemadura grave puede poner en peligro la vida y suele requerir atención inmediata.

Ante una quemadura podemos **actuar** de **forma inmediata** sobre las **causas** que la originan:

- Apagando el fuego.
- Retirando el líquido hirviendo.
- Desenchufando de la red el aparato eléctrico.
- Lavando con abundante agua el producto químico causante.
- Etc.

De esta forma conseguimos minimizar el alcance de las lesiones.

La **gravedad** de una quemadura viene determinada por aspectos tales como **la extensión** de la misma y su **profundidad,** así como por factores intrínsecos a la persona tales como la **edad** (siendo los niños y los ancianos más vulnerables), o el **estado de salud** previo a la quemadura.

La **localización** de la quemadura también determina su gravedad, siendo las más graves aquellas que afectan a las manos, la cara, los genitales y las vías respiratorias.

Clasificación de las quemaduras

Hay muchas formas de clasificación atendiendo a diversos criterios. Según su **profundidad** clasificamos las quemaduras en:

- **Quemaduras de primer grado**: únicamente afecta a la epidermis. Se caracterizan por el enrojecimiento y dolor que provocan. Suelen curar espontáneamente. Aquí incluiríamos las **quemaduras solares**.
- **Quemaduras de segundo grado**: la lesión es más profunda, afectando a la epidermis y a un espesor variable de la dermis. Aparecen ampollas y flictenas (lesiones de contenido líquido), con presencia de dolor. La curación de estas quemaduras con el tratamiento adecuado suele producirse entre los cinco y siete días.
- **Quemaduras de tercer grado**: la lesión afecta a todo el espesor de la piel, llegando incluso a tejidos más profundos (músculos, cartílagos, etc.). Al producirse la necrosis (muerte) de los tejidos, la lesión tiene un aspecto oscuro (color carbón) y es indolora debido a la destrucción de las terminaciones nerviosas de la zona.

Según su **extensión** la gravedad de la quemadura va a depender de la superficie afectada (será más grave cuando afecte a más superficie de piel). Para calcular la extensión de una quemadura la fórmula más utilizada es la **"regla**

de los 9" también llamada **regla de Wallace**, que consiste en dividir la superficie corporal en áreas que representan el **9 %** o múltiples de esta cantidad, del total de la superficie corporal:

→ **Cabeza y cuello**: 9 % (en niños el 18 %)
→ **Tronco anterior**: 18 %
→ **Tronco posterior**: 18 %
→ **Extremidad superior**: 9 %
→ **Extremidad inferior**: 9 %
→ **Zona genital**: 1 %

Como norma general consideraremos:

- **Quemadura leve:** la que afecta a menos del 15 % de la superficie corporal quemada (SCQ).
- **Quemadura moderada:** la que afecta entre el 15 al 49 % de la SCQ.
- **Quemadura grave:** afecta entre el 50 al 69 % de la SCQ.
- **Quemadura masiva:** afecta a más del 70 % de la SCQ.

Actuación ante las quemaduras

Quemaduras de primer grado

- Refrescar la zona con agua fresca.
- Utilizar compresas frías para cubrir la zona.
- No colocar hielo.
- Cubrir la quemadura con un apósito para evitar la contaminación.

- No presionar la zona quemada.
- Si afecta a los dedos, separarlos antes de hacer vendaje.
- Si en 48 horas se nota aumento del dolor, infección o fiebre se debe acudir al médico.

Quemaduras de segunda o tercer grado

Químicas

- Lavar la piel con agua fría corriente inmediatamente durante unos minutos (15-20 minutos).
- Retirar cualquier elemento o ropa que haya sido expuesta al producto químico.
- Aplicar una toalla húmeda para disminuir el dolor.
- Acudir al médico inmediatamente.

Eléctricas

- Lavar la zona con agua tibia unos cinco minutos.
- Si la zona está cubierta con ropa, podemos quitarla mientras lavamos la herida.
- Si el área es pequeña, **lavar** durante otros veinte minutos y coloca una venda.
- Acudir al médico inmediatamente.

Por fuego

- Quitar las ropas u objetos cercanos al área dañada, **excepto** si están pegadas a la piel.
- Refrescar la zona con agua corriente fría.
- Acudir al médico inmediatamente.

Qué no debemos hacer nunca

- Soplar.
- Tocar la quemaduras.
- Romper las ampollas.
- Utilizar curas húmedas, pomadas o ungüentos.
- Enfriar demasiado al paciente: solo la zona quemada.
- Correr cuando el cuerpo está en llamas.

Sí debemos hacer

- Eliminar la causa.
- Refrigerar con agua.
- Cubrir la zona lesionada.
- Vigilar los signos vitales (respiración, pulso, etc.)
- Intentar parar y apagar a una persona que corre con el cuerpo en llamas, utilizando una manta o toalla grande, haciéndola rodar si es necesario.
- Acudir a un centro sanitario.

Quemaduras por congelación

Las bajas temperaturas producen quemaduras o lesiones en la piel, igual que el calor, y sobre todo en partes distales como: pies, manos, nariz u orejas.

Si hay congelación se debe hacer lo siguiente:

— Retirar a la víctima del lugar.
— Aflojarle las ropas para facilitar la circulación.
— Si están congelados los pies, no permitirle caminar.
— Elevar gradualmente la temperatura de los sitios de lesión, usando para ello agua tibia (36 a 37° C), teniendo la precaución de no aplicar calor directo sobre la parte congelada. Dejar la zona en remojo hasta que la zona vuelva a calentarse.
— Para calentar la nariz y las orejas, cubrirlas con las manos.
— Si el congelado está consciente, darle bebidas calientes dulces.
— No darle bebidas alcohólicas.
— Abrigarle lo mejor posible. No usar calentadores.
— Elevar la parte afectada para disminuir la inflamación y el dolor.
— No aplicar ungüentos ni otros medicamentos.
— No dar masajes en el área afectada.
— Si hay ampollas, no deben romperse.
— Después de que la víctima haya entrado en calor, vendar el área con apósitos estériles; colocar la gasa entre los dedos de las manos o los pies antes de colocar la venda.

Actuación ante las heridas

Es uno de los problemas más habituales con los que nos encontramos en la atención de primeros auxilios.

Una herida es una lesión producida en un tejido blando a consecuencia de un agente externo o interno.

Nos podemos encontrar **"heridas abiertas"** (con separación de tejidos), **"heridas cerradas"** y además:

- **Heridas cortantes:** producidas por un objeto afilado.
- **Heridas punzantes:** por la acción de un objeto puntiagudo.
- **Laceraciones:** de bordes irregulares.
- **Heridas por arma de fuego**.
- **Abrasiones:** por fricción con una superficie rugosa.
- **Etc.**

En una herida, sea cual sea el tipo, nos vamos a encontrar unos síntomas tales como:

- Dolor.
- Hemorragia.
- Separación de los bordes de la piel afectada.

Actuación ante una herida

- Retirar la ropa que cubre la herida.
- Utilizar guantes de látex para no contaminar la herida ni contaminarnos nosotros.
- Limpiar la herida con una gasa empapada en solución salina o en su defecto agua potable, retirando el exceso de sangre y las sustancias extrañas (arena, polvo, etc.). Limpiar desde el centro de la herida hacia afuera en forma circular, repitiendo el procedimiento varias veces.
- Secar la herida con una gasa limpia desde el centro hacia la periferia.
- Aplicar un antiséptico tipo povidona yodada.
- Cubrir la herida con una gasa o apósito estéril.
- Si el apósito se empapa de sangre, colocar otro encima sin retirar el primero.

¡OJO!

No aplicar ningún remedio casero que pueda causar infección en la herida ni ningún tipo de medicamento ni antibiótico, ya que podría causar una reacción alérgica.

Heridas graves

- Evaluación inicial del paciente, asegurando el mantenimiento de las constantes vitales.
- Hemostasia.
- Cubrir la herida con un apósito estéril y trasladarlo a un centro hospitalario, controlando las constantes vitales.
- No extraer cuerpo extraños enclavados.
- No cortar colgajos.

Heridas en el tórax

Al abrirse el tórax al exterior, entra aire en la cavidad pleural. Al hacerse la presión pleural habitualmente negativa, igual que la atmosférica, se colapsa el pulmón y se puede producir insuficiencia cardíaca. Se debe:

- Tratar la herida.
- Realizar un taponamiento oclusivo parcial.
- Trasladar en posición semisentada.
- No extraer cuerpos extraños alojados. Inmovilizarlos.
- No dar alimentos ni dar de beber.

Heridas abdominales

Puede producirse una hemorragia interna, haber lesión visceral, peritonitis, salida de asas intestinales, etc. Se debe:

- No reintroducir las vísceras.
- No dar ni de beber ni de comer.

- Sujetar las vísceras con sábanas húmedas.
- No usar gasas pequeñas.
- Traslado en decúbito supino con las piernas flexionadas.
- No extraer cuerpos extraños alojados. Inmovilizarlos.
- Vigilar las constantes vitales.

Actuación ante las hemorragias

Una hemorragia es la salida de la sangre por rotura de los vasos sanguíneos por los que circula.

Es un cuadro muy frecuente, aunque según la cantidad de sangre que se pierda puede pasar de ser algo cotidiano y casi sin importancia a ser una emergencia que requiera una intervención rápida.

Tipos de hemorragias

Hay muchas formas de clasificarlas:

1. **Según su localización:**
   a. **Hemorragias internas:** no fluye sangre hacia el exterior del cuerpo a través de la piel.
   b. **Hemorragias externas:** se produce sangrado a través de la piel.
   c. **Hemorragias exteriorizadas:** salida de sangre por orificios corporales (nariz, boca, oídos, ano...).
2. **Según el vaso sanguíneo afectado:**
   a. **Hemorragias arteriales:** sangre roja brillante. Son abundantes, la sangre sale a borbotones a modo de golpes que coinciden con los latidos del corazón.

b. **Hemorragias venosas:** sangre oscura, salida continua y lenta. La cantidad de sangre varía en función del vaso sanguíneo afectado.
c. **Hemorragias capilares:** sangre roja, salida lentamente de sangre en forma de sábana (se extiende como una mancha de aceite en un papel). Suelen ser hemorragias leves.

Actuación general ante hemorragias

- Tranquilizar a la persona afectada.
- Tumbarla por si se marea y cae al suelo, ya que se podría golpear.
- Comprimir directamente la zona sangrante con gasas o paños limpios. La compresión debe ser directa y firme. En caso de empaparse (las gasas o paños), se irán colocando otros encima, sin retirar nunca ninguno, pues se podría arrastrar el coágulo que se estuviese formando (que actúa cerrando la salida de sangre).
- Elevar la extremidad afectada (siempre que no haya fractura).
- En algunas ocasiones el frío puede cortar la hemorragia por la vasoconstricción que produce.
- **No hacer torniquetes**. Está totalmente contraindicado salvo en una situación extremadamente grave en la que no cabría otra posibilidad, como por ejemplo en amputaciones traumáticas de extremidades superiores o inferiores.
- Si es una hemorragia importante y tiene sed, **no daremos de beber nada**.

- Si el paciente presenta signos de s**hock (**pulso débil y acelerado, hipotensión, piel pálida y fría, mareo o pérdida de consciencia), tendríamos que actuar con rapidez y alertar a los servicios de urgencia. **Llame al 112**.

Actuación ante un sangrado por la nariz

- Salida de sangre por las fosas nasales (lo que se conoce como **epistaxis**) debido a un golpe o sin causa aparente (estornudos, erosiones al rascarse, por aumento ocasional de la tensión arterial, etc.).
- Conservar la calma y tranquilizar a la persona (especialmente en casos de niños).
- Pediremos que se siente con la cabeza hacia adelante para permitir la salida de sangre por las fosas nasales.
- Pinzar con dos dedos (el indice y el pulgar) sobre el puente de la nariz (permitiendo que respire por la boca). Esto lo mantendremos entre 3 y 5 minutos aproximadamente (incluso llegando a 10 minutos si fuera necesario).
- Pasado este tiempo liberaremos la presión, y si sigue sangrando podemos repetir el procedimiento. Si aún así no se detiene el sangrado deberíamos **acudir a urgencias** o **llamar a los servicios de emergencias 112**.

NO DEBEMOS...

— No debemos inclinar la cabeza hacia atrás para que no salga la sangre.
— No es necesario tumbarse en el suelo.
— No debemos taponar los orificios nasales con algodón o gasas. En un primer auxilio solo nos debemos limitar a apretar las alas nasales.
— No debemos realizar esfuerzos como sonarse la nariz, tragar, toser, hablar, etc., ya que esto retrasaría el proceso de formación del coágulo, que es el que termina cortando el sangrado.

Intoxicaciones más habituales

Definiríamos **intoxicación** como el conjunto de signos y síntomas que se producen cuando un **tóxico** entra en el organismo de forma accidental o voluntaria.

En raras ocasiones este tóxico produce parada cardiorrespiratoria, pero son una causa importante de mortalidad entre menores de cuarenta años.

Las intoxicaciones por medicamentos o sustancias químicas de uso doméstico son unas de las principales causas de demanda de asistencia en los servicios de urgencias de los hospitales.

¡OJO!

La intoxicación accidental es la más frecuente en niños.

La vía de entrada de los tóxicos en el organismo son:

- **Vía cutánea:** a través de piel y mucosas (es muy común en caso de picaduras).
- **Vía respiratoria:** por inhalación a través del sistema respiratorio.
- **Vía digestiva:** por ingestión accidental o voluntaria.
- **Vía parenteral:** a través de heridas o pinchazos con aguja (drogas o sobredosis de medicamentos inyectables).

El grado de intoxicación dependerá tanto de la cantidad de veneno/tóxico ingerido, como de las características propias de la persona afectada (edad, sexo, peso, enfermedades previas, etc.).

En algunas ocasiones, una actuación rápida puede llegar a salvar la vida.

Si se sospecha de **una intoxicación** (sea voluntaria o involuntaria), no tenemos que esperar a que aparezcan síntomas, sino que tendremos que **actuar rápidamente**.

Según el tipo de tóxico, la sensibilidad de la víctima y la vía de penetración en el organismo, nos encontraremos con síntomas muy diversos:

- Erupciones.
- Fiebre (cuando el agente tóxico ha provocado infección).
- Vómitos.
- Diarrea.

- Deshidratación.
- Dolor abdominal.
- Cefalea.
- Convulsiones.
- Shock.
- Alteración del nivel de consciencia.
- Dificultad para respirar.
- Pupilas dilatadas o contraídas.
- Otros.

Actuación general ante intoxicaciones

- Si hay sospecha de intoxicación, procurar averiguar el tipo de tóxico, vía de entrada, cantidad ingerida y tiempo transcurrido.
- Alejar a la víctima de la fuente de envenenamiento si es necesario (por ejemplo, en caso de inhalación de gases tóxicos).
- Valoraremos el nivel de consciencia, y si hay respiración y tiene pulso.
- En caso de estar consciente le preguntaremos para obtener información relativa a la intoxicación (tóxico, cantidad, vía, etc.).
- Afloje la ropa si le comprime y abrigue a la víctima.
- Si existieran quemaduras en los labios o en la boca, aplicar abundantemente agua fría.
- Si tiene vómitos, recoger una muestra por si fuera necesario analizar.

- Mantener la vía aérea libre de secreciones.
- No ha de proporcionar al intoxicado ningún tipo de alimento hasta que el personal sanitario se lo indique.
- Para impedir que el intoxicado absorba el producto tóxico, se le provocará el vómito **salvo que se trate de productos químicos corrosivos o derivados del petróleo** (porque el vómito provocaría un segundo daño al salir el corrosivo). Introduciremos el dedo hasta tocar la úvula (campanilla), y de esa forma estimularemos el vómito.
- Avisaremos en todo caso a los servicios de urgencia.

IMPORTANTE

En cualquier intoxicación debemos evitar en lo posible la absorción de la sustancia.

Para minimizar la absorción de las sustancias que provocan la intoxicación, utilizaremos diferentes técnicas de descontaminación según sea el tipo de intoxicación.

Descontaminación cutánea

- Apartar la ropa del paciente.
- Lavar con abundante agua para eliminar el tóxico.
- La persona que realice el lavado con agua debe protegerse con guantes impermeables y delantal para evitar el contacto directo con el tóxico, especialmente en sustancias causticas y corrosivas.

- No usar remedios caseros ni aplicar antídotos químicos (esto lo tienen que realizar servicios médicos especializados).
- Avisar a los servicios de urgencias y emergencias.

Descontaminación ocular

- Colocar al paciente de forma que la cabeza quede reclinada y lavar los ojos durante 10-15 minutos (o más tiempo si fuese necesario) con solución salina o agua estéril (agua potable si no se dispone de otra cosa).
- Tapar los ojos afectados en forma de oclusión con gasas limpias.
- Acudir lo antes posible a los servicios de urgencias.

Inhalación de venenos

- Retirar a la víctima del lugar donde se producen las inhalaciones tóxicas.
- Retirar la ropa (ya que puede estar impregnada del tóxico).
- Mantener vías aéreas libres de secreciones y comprobar que estén permeables (ver RCP-básica).
- Avisar a los servicios de emergencia **(llamar al 112)**.

Actuación ante picaduras

Las picaduras son pequeñas heridas punzantes en la piel, que inicialmente afectan al tejido blando, producidas principalmente por insectos, artrópodos y/o animales marinos.

En algunas ocasiones y en determinados individuos se pueden llegar a comprometer otros sistemas del organismo, pudiendo incluso ocasionar la muerte en personas especialmente alérgicas.

Actuación general en picaduras

- Procurar no mover la zona afectada para que el veneno no pase rápidamente a la sangre.
- Limpiar bien la zona con agua y jabón neutro.
- Aplicaremos frío sobre la zona (crioterapia) en forma de hielo picado, compresas fría, etc.
- No debemos rascar ni frotar la zona afectada.
- No debemos aplicar ni barro, ni saliva por el posible riesgo de infección.
- No intentar succionar la herida. Aparte de que no sirve para nada, podría ser peligroso para nosotros.
- Acudir a un centro sanitario o **llamar al 112** si fueran muchas picaduras, si sabemos que la persona afectada es alérgica a dicho veneno, si las picaduras afectan al paladar o a las vías respiratorias y si aparecen signos de dificultad respiratoria.

Picaduras de abejas y avispas

Este tipo de picaduras suelen ser dolorosas. Si la picadura se produce en nariz, boca o garganta implica una situación de riesgo, ya que podría comprometer la respiración.

Otra situación de riesgo se produce cuando la picadura se produce en una persona alérgica.

Reconocemos este tipo de picaduras porque se producen **síntomas locales:**

- Hinchazón
- Picor
- Enrojecimiento alrededor de la zona

Si la persona es alérgica se producirán **síntomas generales:**

- Dolor de cabeza
- Sudoración
- Dificultad respiratoria
- Inflamación de labios y lengua
- En casos extremos puede llegar a producirse un paro cardiorrespiratorio.

¿CÓMO ACTUAR?

- Tranquilizar a la persona y dejar la zona de las picaduras en reposo.
- Retirar pulseras, anillos y en general cualquier objeto que comprima la zona afectada.
- Retirar si es posible el **aguijón** (que es el que contiene el veneno), procurando no comprimirlo y no utilizando pinzas, ya que con ellas es más fácil hundirlo en la piel. Es preferible usar una tarjeta tipo "tarjeta de crédito" y raspar la zona.
- Limpiar con agua y jabón neutro la zona.
- A continuación enfriamos la zona aplicando medios fríos (compresas, paños con hielo, etc.).
- Si la picadura fuera en la boca podemos dar hielo para ir mordiendo.
- Si aparecen **signos de reacción alérgica** (al igual que si la picadura fuera en la boca o en garganta), tendríamos que **trasladar inmediatamente** a los servicios de urgencia (o llamar al 112).

STOP — NO DEBEMOS...

— No debemos frotar, masajear, mover excesivamente ni rascar la zona afectada.

Picaduras de medusa

En los últimos años empiezan a ser bastante frecuentes en todas las zonas de playa.

Las medusas suelen tener veneno, que usan para cazar o para defenderse. Estas picaduras como normal general no son graves (salvo excepciones), pero sí molestas y dolorosas.

Las **picaduras de medusa producen:**

- Dolor
- Inflamación
- Sangrado (en algunas ocasiones)
- Ardor (sensación de quemazón en la zona)
- Enrojecimiento

¿CÓMO ACTUAR?

- Salir del agua.
- Limpiar la zona con agua salada (no con agua dulce).
- Retirar los tentáculos (si son visibles) con protección (guantes, una toalla o utilizando algún tipo de pinzas).
- A continuación utilizar medios físicos para enfriar la zona durante unos minutos.
- Si se dispone de alguna pomada con corticoides, aplicar en la zona (también viene bien aplicar compresas con amoniaco diluido con agua, alcohol o vinagre).
- Durante unos días aplicar algún antiséptico en la zona.
- Si el **dolor** fuera **muy intenso** o su **estado físico empeora, acudir a un centro sanitario.**

STOP — NO DEBEMOS...

- No debemos frotar la zona con toallas ni con arena, ya que lastimaríamos más la zona.
- No debemos utilizar agua dulce para limpiar la zona.

Picadura de garrapata

La garrapata es un parásito externo de la familia de los arácnidos, que se alimenta de la sangre de otros animales.

Cuando más riesgo existe de picadura es entre los meses de mayo a octubre.

Estos parásitos se encuentran habitualmente en zonas donde existen hierbas altas, ramas, arbustos o maleza en general. En otras ocasiones ya estaban adheridos a algún animal (perros, gatos, ovejas, cabras, etc.).

¿Cómo se detecta?

La picadura de la garrapata no suele doler porque la saliva tiene efectos anestésicos.

Hay que observar muy bien la piel para detectarla allí adherida, pudiendo aparecer en ocasiones inflamación y/o enrojecimiento.

Tendríamos que revisar cuidadosamente todo el cuerpo inmediatamente después de haber realizado actividades en zonas de riesgo.

¿CÓMO ACTUAR?

- Hay que extraer la garrapata lo antes posible (cuanto más tiempo esté adherida, más probabilidad hay de que nos tramita alguna enfermedad).
- Utilizaremos una pinza pequeña para extraerla por completo, agarrándola lo más cerca posible de la piel.
- Tiraremos de forma continua, hacia arriba, procurando no retorcer la pinza. Tiraremos hasta que se desprenda de la piel. No debemos aplastar la garrapata.
- No usar remedios caseros (ni aceite ni vaselinas).
- Después de la extracción limpiaremos la zona con agua y jabón.
- Aplicar un antiséptico. Si la piel estuviera **muy irritada y rojiza**, o apareciera **fiebre y malestar general, acudiremos a un centro sanitario**.

Picadura de víbora

Las víboras (muy frecuentes en España) son una clase de pequeños reptiles.

Hay que tener en cuenta que algunas especies de víbora **son venenosas**.

Distinguimos una **mordedura de víbora** por:

— Dos pequeños puntos separados de 6 a 10 milímetros
— Puede aparecer la zona ligeramente hinchada

¿CÓMO ACTUAR?

- Lo primero que debemos procurar es dejar a la persona afectada en **reposo absoluto**, para que el veneno tarde más tiempo en pasar al resto del organismo.
- Lavaremos la zona con agua y jabón.
- Podemos aplicar un antiséptico sin color, para que podamos apreciar cambios en la tonalidad de la piel.
- Si la picadura es en alguna extremidad superior o inferior, la mantendremos por debajo del nivel del resto del cuerpo para así dificultar su distribución por la sangre.
- Cubriremos la zona con gasas o compresas, sin aplicar ningún remedio casero ni ningún tipo de cremas o ungüentos.
- Podría ser interesante enfriar la zona aplicando medios fríos, para que la vasoconstricción que produce retrase la absorción del veneno.
- Si aparece mucho dolor se puede dar un analgésico de uso común.
- **Acudir inmediatamente a un centro sanitario o llamar al 112.**

NO DEBEMOS...

— No succionaremos el veneno (como vemos habitualmente en algunas películas).

— No hacer incisiones.

— No aplicar ningún remedio casero ni tampoco quemar la herida.

— Nunca aplicaremos torniquetes.

— No dar agua ni ningún otro líquido (por supuesto nada de alcohol), hasta que acudamos al centro sanitario.

Mordeduras y arañazos de perros, gatos, ratas, murciélagos, etc.

Estas mordeduras pueden provocar lesiones superficiales e incluso heridas profundas, que afectan a estructuras por debajo de la piel.

Pueden llegar a ser **graves,** además de por el **desgarro** que pueden llegar a provocar, porque además se añade el hecho de que dicho animal pudiera ser **portador de rabia.** En este caso sería conveniente tener localizado y retenido al animal causante.

¿CÓMO ACTUAR?

- Presionar con una gasa, compresa o toalla la zona si hubiera sangrado importante.
- Limpiar la herida con abundante agua y jabón.
- Aplicar un antiséptico de uso común.
- Cubrir la zona con una compresa o paño limpio que dispongamos en ese momento.
- Tener identificado y localizado al animal si es posible.
- Trasladar a la víctima a un centro sanitario. Allí se valorará la necesidad de hacer profilaxis de la rabia, tétanos, etc.).

Actuación ante traumatismos

Un traumatismo es una lesión que sufre el organismo como consecuencia de agentes externos de origen físico o mecánico.

Son lesiones muy frecuente en la vida diaria, que normalmente no suponen peligro para la vida, pero que en ocasiones pueden tener consecuencias graves.

Se suelen producir por caídas, lesiones deportivas, accidentes de tráfico, etc.

Dentro de los distintos traumatismos nos vamos a encontrar con:

- Contusiones
- Esguinces-torceduras
- Luxaciones
- Fracturas
- Etc.

Contusiones

Esta lesión se produce por un golpe en la piel que no llega a provocar herida, pero cuya gravedad puede ir desde una **simple hinchazón** hasta **fracturas** e incluso **hemorragias internas.**

¿CÓMO ACTUAR?

- Aplicaremos frío en la zona afectada inmediatamente después de la contusión (y durante las primeras 24 horas, cada 4-6 horas a intervalos de no más de 10-15 minutos de duración).
- Procuraremos mantener la zona en reposo.
- Si se produce en una extremidad, retiraremos anillo, relojes o pulseras ante la posible hinchazón que se prevé.
- Administrar algún analgésico de uso común si el dolor es intenso.

Acudiremos a un centro sanitario si:

- La contusión provoca pérdida de consciencia.
- Comienza sangrado por la boca, nariz u oídos.
- Comienza con un cuadro de vómitos.
- Nos resulta imposible mover la articulación o hay presencia de deformidad en dicha extremidad.
- Sospechamos de la posibilidad de lesiones internas importantes.
- En el traslado inmovilizaremos la zona afectada.

Esguinces-Torceduras

Son una de las lesiones más frecuentes. Consisten en una distensión de los ligamentos que protegen una articulación como consecuencia de un estiramiento brusco de los mismos, un golpe o una torcedura.

Esta situación provoca una separación temporal de las dos superficies articulares.

Cuando una persona sufre un esquince, aparece bruscamente **dolor localizado** en la zona, pudiendo mover la articulación aunque dicho movimiento le provoque un dolor muy intenso.

Además aparece al poco tiempo **hinchazón,** y en algunas ocasiones **hematoma.**

¿CÓMO ACTUAR?

- El primer paso cuando ocurre un esguince es **aplicar frío en la zona** (en forma de hielo), como forma de evitar la hinchazón y disminuir el dolor. Esto se aplicará durante las 24 primeras horas varias ocasiones al día durante unos 5-10 minutos cada vez.
- Inmovilizar la articulación afectada con un vendaje compresivo (pero sin oprimir).
- Mantener la zona ligeramente elevada para así reducir la inflamación.
- Si el dolor es muy intenso se puede tomar un analgésico de uso habitual.
- No apoyar la zona hasta acudir a un centro sanitario.

STOP — NO DEBEMOS...

- Aplicar calor en la zona las primeras 24 horas, ya que aumentaría la hinchazón y el edema. El calor se aplica a partir de las 24 horas, una vez que toda la hinchazón ya está instaurada y entonces es cuando el calor ayudará a reabsorberla.
- Masajear la zona ni manipularla en exceso.
- Mantener el vendaje (la inmovilización) si aumenta el dolor. En este caso lo retiraremos hasta que lo valoren en un centro sanitario.

Luxación

Una luxación es la salida de un hueso de su cavidad articular (el hueso se sale de su sitio), de forma que existe una separación permanente de las superficies articulares. Esta situación se puede observar a simple vista. En esta lesión aparece:

- Dolor
- Hinchazón
- Amoratamiento
- Deformidad y/o acortamiento
- Pérdida de la movilidad en la articulación

¿CÓMO ACTUAR?

- Inmovilizar la zona afectada, en la misma posición que haya quedado.
- No intentar nunca colocar los huesos en su posición normal.
- Comprobar la normalidad del pulso en la zona, y la existencia de sensibilidad y contracción muscular.
- Elevar la articulación si fuera posible.
- Acudir inmediatamente a un centro sanitario.

STOP NO DEBEMOS...

- Intentar colocar el hueso en su sitio.
- Forzar el movimiento de la articulación.
- Aplicar ningún remedio casero ni administrar analgésicos/antiinflamatorios para no enmascarar el proceso, hasta que sea valorado por un médico.

Fracturas

Se considera fractura a la rotura de un hueso o bien la discontinuidad del tejido óseo (esto sería una **fisura**).

En la mayoría de las ocasiones se producen a consecuencia de un traumatismo o golpe directo.

Desde el punto de vista de mayor interés para los primeros auxilios podemos clasificarlas en:

- **Fracturas cerradas o simples**: son menos graves. La piel de la zona fracturada está indemne.
- **Fracturas abierta o complicadas**: de especial gravedad, ya que el hueso roto rasga la piel produciendo heridas y posibles hemorragias. Además existe alto riesgo de infección.

Los signos y síntomas de las fracturas son:

- Dolor intenso, que aumenta con la palpación.
- Imposibilidad para mover la articulación (impotencia funcional).
- Hinchazón y amoratamiento.
- Herida y hemorragia (en los casos de fractura abierta).
- Pueden aparecer signos/síntomas generales como consecuencia del dolor y la hemorragia, pudiendo llegar a una situación de shock que identificaremos con palidez, taquicardia, pulso débil, etc.

¿CÓMO ACTUAR?

— Procurar no mover ni a la persona ni la zona fracturada, salvo que corra riesgo la vida por estar ubicado en un entorno peligroso. En ese caso debemos procurar hacer seguro el lugar de los hechos.

— Hacer una **evaluación primaria** (signos vitales): ¿Está consciente? ¿Respira? ¿Tiene pulso? Si el resultado es negativo llamar al 112 e iniciar maniobras de RCP-básica.

— Si en la evaluación primaria el resultado es positivo ("sí" en los tres casos), iniciaremos una **evaluación secundaria**: le preguntaremos por la presencia de dolor, si puede mover la extremidad, compararemos las dos extremidades (por si existe acortamiento de una de ellas), etc.

— Retirar anillos, pulseras, relojes y aflojar la ropa si es posible.

— En fracturas abiertas cubrir la herida con compresas o pañuelos limpios.

— Inmovilizar la fractura en la misma posición que la encontremos, utilizando cualquier superficie rígida (bastón, paraguas, palo) a modo de férula.

— Para inmovilizar los brazos puede colocarse un cabestrillo con un pañuelo.

— Nunca intentaremos realinear la fractura.

— Cubrir al paciente con una manta para que no pierda calor.

— Llamar al 112 o acudir lo antes posible a un centro sanitario.

Traumatismos cráneo encefálicos - Traumatismos en la cabeza

Son traumatismos en el cuero cabelludo, el cráneo o el cerebro.

Este tipo de lesiones pueden ir desde un simple **"chichón"** a **una lesión cerebral grave**.

Este tipo de traumatismos son frecuentes en caídas casuales, accidentes de tráfico, accidentes deportivos o laborales, y también en agresiones físicas.

Lo más importante en un primer instante es identificar si dicho traumatismo es grave.

Signos de gravedad:

- Pérdida del conocimiento
- Fuerte dolor de cabeza persistente
- Después del golpe la persona se encuentra muy adormilada
- Aparecen vómitos *a posteriori*
- No puede hablar o expresarse con claridad
- Tiene las pupilas de distinto tamaño
- Alteración en la visión (visión doble, borrosa)
- Sale sangre o líquido claro por nariz u oídos
- Presenta alteración en el equilibrio
- Aparecen convulsiones

¿CÓMO ACTUAR?

Ante la presencia de signos de gravedad acudir inmediatamente a un centro sanitario o avisar al 112.
Si descartamos la gravedad y simplemente es un chichón, aplicar hielo unos minutos en la zona para evitar que aparezca la hinchazón.

NO DEBEMOS...

- Lavar una herida en la cabeza si es profunda o está sangrando.
- Mover a la persona salvo que sea absolutamente necesario por peligro o evacuación a un centro sanitario.
- Retirar el casco en accidentes con motocicleta.
- Tomar alcohol 48 horas después de un traumatismo grave en la cabeza.
- Sacudir a la persona si se encuentra mareada.

Traumatismos torácicos

Son golpes que se producen generalmente debido a accidentes en actividades deportivas, caídas diversas, peleas y también en accidentes de tráfico.

La mayoría de las veces queda solo en un susto, pero en golpes muy fuertes pueden aparecer complicaciones.

¿CÓMO ACTUAR?

- En principio incorporaremos a la persona para que adopte una postura sentada o semisentada, para facilitar la respiración.
- Suele aparecer dolor, pero si es muy intenso debemos acudir a un centro sanitario inmediatamente, ya que un dolor muy intenso acompañado o no de dificultad respiratoria puede sugerir complicaciones respiratorias.
- Si aparece expectoración (mucosidad con presencia de sangre) o tos muy dolorosa, acudir a un centro sanitario.
- Si tras el golpe la movilidad la tiene muy reducida, acompañada de dolor, igualmente debemos acudir a un centro sanitario.

STOP — NO DEBEMOS...

- Realizar vendajes ni ninguna otra medida de sujeción, ya que puede comprometer la función pulmonar.
- Hay que tener en cuenta que el dolor puede durar 10-15 días, y que dicho dolor se verá aumentado cuando se produzca tos o estornudos, y también aumentará con la palpación.

Traumatismos abdominales

Son golpes que se producen sobre el abdomen debido a diversas causas (accidentes deportivos, caídas, accidentes de trafico, etc.).

En algunas ocasiones pueden ir acompañados de heridas abdominales.

¿CÓMO ACTUAR?

- Es muy importante observar desde el principio detenidamente a la víctima, por si aparecen complicaciones importantes.
- Colocaremos a la víctima en una posición adecuada, acostada con las piernas elevadas. La cabeza y los hombros irán ligeramente incorporados.
- No daremos nada de beber ni comer hasta que la evolución sea satisfactoria.
- Si hubiera heridas abdominales tendremos que cubrirlas con vendas o compresas (a ser posible estériles) humedecidas.
- Si en alguna situación extrema hubiera salida de los intestinos, es muy importante tener claro que **no debemos intentar recolocarlos.**Solamente los cubriremos con compresas humedecidas.
- Cubrir a la víctima para que no pierda calor.

Acudiremos inmediatamente a urgencias:

- Si hay heridas abiertas abdominales
- Si hay vómitos repetitivos con o sin sangre
- Si el abdomen empieza a hincharse
- Si aparecen signos que nos hacen sospechar **hemorragia interna** (palidez, sudoración, pulso débil y acelerado, etc.)
- Si hay dolor abdominal intenso
- Si hay presencia de sangre en orina **(hematuria)**

Actuación ante sospecha de lesión en la columna vertebral

Los traumatismos en la columna vertebral pueden afectar tanto a huesos como a ligamentos, e incluso a la médula espinal (lo que implica mayor gravedad en la lesión).

Suelen ser ocasionados por caídas desde cierta altura, golpes al caer en zonas con poca agua, caídas de motocicleta, frenazos o accidentes de tráfico, golpes en la espalda de un objeto pesado, etc.

¡OJO!

La mayor complicación es la lesión en la médula espinal.

¿CÓMO ACTUAR?

1. Tranquilizaremos a la víctima.
2. Valoraremos si puede mover los brazos y piernas, y si hay presencia de hormigueo en los dedos de las manos y/o pies. Estos síntomas son indicativos de posible lesión medular (médula espinal).
3. Puede ocurrir en algunas ocasiones que la víctima tenga incontinencia urinaria nada más sufrir la lesión.
4. Ante dudas/sospecha de lesión, **siempre trataremos a la víctima como si tuviera la lesión**.
5. Pediremos ayuda llamando al 112.
6. Mantendremos a la persona inmóvil. No debemos mover a la víctima hasta la llegada de los servicios de emergencia.

STOP — NO DEBEMOS...

- No debemos mover a la persona ni flexionarle la columna.
- No quitaremos el casco en caso de accidente de motocicleta (esto lo dejaremos para personal especializado).
- No debemos girar a la persona nosotros solos en situaciones en las que empiece a vomitar o se esté ahogando con sangre en la boca. Al menos se debería hacer entre dos personas, girándolo en bloque y manteniendo cuello y espalda alineados.

Actuación ante ahogamientos

Cada vez son más los incidentes que se producen en playas, piscinas, ríos, etc., que terminan con el ahogamiento de la persona.

Para la OMS es una causa importante de mortalidad que se cobra cientos de miles de vidas al año.

Para los más pequeños (niños), esta situación se da también en casa al resbalarse en la bañera y no poder incorporarse.

¿CÓMO ACTUAR?

- La mejor forma de actuar sería la **prevención del ahogamiento**, evitando situaciones de riesgo y vigilando constantemente a los niños.
- Reconocer la situación de emergencia y actuar con rapidez, avisando a socorristas o a otras personas que se encuentren cerca.
- Evitar que se hunda la persona proporcionando a la víctima objetos que le permitan flotar (por ejemplo, flotadores).
- En caso de niños, sacarlos del agua lo más rápido posible sin ponernos nosotros en peligro. En caso de adultos, si conocemos el procedimiento lo sacaremos del agua, de lo contrario (si no conocemos la forma de hacerlo) podríamos ser arrastrados por la víctima, terminando ahogados los dos. En ese caso intentaremos sacarlo del agua ayudándonos de elementos disponibles sin acercarnos a la víctima (porque esta, ante la desesperación, querrá cogernos fuertemente).
- Una vez fuera del agua, si la víctima respira, la pondremos de lado y la taparemos para evitar la hipotermia (**posición de recuperación**).
- Si la persona no respira, avisaremos a servicios de emergencia (112) e iniciaremos maniobra de **RCP-básica** visto ya.

Actuación ante electrocuciones

Son accidentes que se producen como consecuencia del paso de la corriente eléctrica a través del cuerpo.

Estos incidentes se producen habitualmente, tanto en el hogar como en el lugar de trabajo.

La corriente puede provocar quemaduras tanto al entrar como al salir del cuerpo. Igualmente puede producir espasmos musculares y otras **complicaciones cardíacas, pulmonares, renales o neurológicas.** Todo va a depender de la intensidad y el tiempo de actuación de la corriente, y la **trayectoria** de paso a través del cuerpo.

¿CÓMO ACTUAR?

- Hay que tener muy claro que no debemos tocar directamente a una persona que está sufriendo una electrocución. De lo contrario nosotros seremos una víctima más.
- Desconectaremos la corriente eléctrica.
- En caso de no poder cortar la corriente utilizaremos objetos no conductores de la electricidad como madera o plástico para separar a la persona de la corriente.
- Si es una línea de **alto voltaje** no nos acercaremos en tanto exista corriente eléctrica.
- Una vez separada la víctima de la corriente, procurar no moverla y actuar con ella como si tuviera una posible lesión en la columna vertebral (como hemos visto ya).
- Avisaremos al 112.
- Comprobaremos si está consciente y si respira. En caso negativo iniciaremos maniobras de **RCP-básica**.
- Si respira seguiremos vigilándole hasta la llegada de los servicios de emergencias, ya que en cualquier momento se podría producir una parada cardiorrespiratoria.
- Taparemos a la víctima para que no pierda calor.
- Tratar las quemaduras con suero fisiológico o agua (si no se dispone de suero) tapando las quemaduras con compresas estériles o paños limpios.
- Por último, en cuanto lleguen los servicios de emergencia procederán al traslado inmediato al servicio de urgencias hospitalarias.

Actuación ante atragantamientos

La presencia de un objeto, un trozo de comida o cualquier cuerpo extraño en nuestras vías aéreas (por ejemplo, en la garganta) puede llegar a producir la obstrucción parcial o total de la vía respiratoria.

En los atragantamientos suele aparecer una sintomatología muy típica:

- Un ataque brusco de tos.
- Dificultad para hablar o respirar (en obstrucciones parciales).
- Cambio de coloración (color morado en la zona de la cara).
- Paro respiratorio y pérdidas de consciencia (en obstrucciones totales).

Puede ser:

- Incompleto (hay inquietud, respiración con ruidos, sibilancias, es posible toser).
- Completo (hay imposibilidad de hablar, toser y respirar. Se llega rápidamente a la inconsciencia).

La actuación ante un atragantamiento:

A. En persona consciente.
B. En persona inconsciente.
C. Maniobras de desobstrucción en el lactante.

Consciente con obstrucción completa

1. Retirar cualquier objeto de la boca por extracción manual.
2. Estando de pie al lado de la víctima, inclinarle hacia delante, sujetando el pecho con la palma de una mano.
3. Dar con la otra mano cinco palmadas fuertes entre los omóplatos para resolver su obstrucción.
4. Si falla lo anterior, con la víctima de pie e inclinada hacia delante y el reanimador detrás, rodear con los brazos su cintura, situar un puño en la boca del estómago y aplicar cinco compresiones bruscas, agarrando el puño con la otra mano (Maniobra de HEIMLICH).

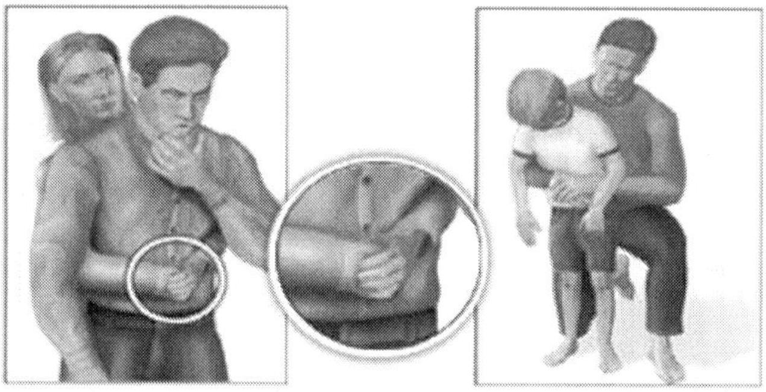

Maniobra de Heimlich en Adulto

Maniobra de Heimlich en Niños

Persona inconsciente

1. Abrir la vía aérea
2. Revisar la boca y retirar objetos accesibles con la maniobra de gancho. Introducir lateral y profundamente el segundo dedo. Adoptar forma de gancho y extraer.
3. Aplicar 30 compresiones torácicas
4. Examinar de nuevo la boca e intentar 2 ventilaciones eficaces y continuar con ciclos de 30 compresiones y 2 ventilaciones (30:2).

Maniobras de desobstrucción en el lactante

- El menor tamaño y manejabilidad del lactante nos permite ponerlo en un plano inclinado (cabeza más baja), favoreciendo la expulsión el propio peso del cuerpo extraño.
- Dar hasta 5 golpes en la espalda (interescapulares). Posición de decúbito prono con la cabeza más baja que el tórax.
- Golpear con el talón de la mano entre las escápulas.
- Cambiar a decúbito supino con la cabeza más baja que el tórax sobre el otro antebrazo del reanimador y aplicar hasta 5 compresiones en el tórax, comprimiendo con dos dedos de una mano en la misma zona y de igual forma que en el masaje cardiaco, aunque de forma más vigorosa y lenta. Las compresiones abdominales no deben realizarse, ya que son peligrosas.

Maniobras de desobstrucción de la vía aérea en el pediátrico consciente

- Animarle a que despeje espontáneamente su vía aérea.
- Si no puede dar 5 golpes en la espalda entre ambas escápulas con el talón de una mano, estando la víctima de pie e inclinada hacia delante.
- Dar 5 compresiones abdominales, al igual que la maniobra de Heimlich en el adulto.

Desobstrucción de la vía aérea en el niño inconsciente

1. Abrir la vía aérea.
2. Revisar la boca y retirar objetos accesibles con maniobra gancho (introducir lateral y profundamente el segundo dedo, adoptar forma de gancho y extraer).
3. Aplicar 30 compresiones torácicas.
4. Examinar de nuevo la boca e intentar 2 ventilaciones eficaces, continuando con ciclos de 30 compresiones y 2 ventilaciones.

Actuación ante lesiones oculares

Son otro tipo de lesión habitual que se produce en los ojos como consecuencia de la presencia de un cuerpo extraño, productos químicos, gases corrosivos o golpes en el ojo.

Este tipo de lesiones las vamos a tratar siempre como si fueran graves, dado que afectan a un órgano importante y además porque generan un estado de ansiedad importante en la persona afectada.

¿CÓMO ACTUAR?

- Independientemente de la atención inmediata que le podamos proporcionar, estas lesiones deben ser valoradas a la mayor brevedad posible por parte de un médico.
- Ante todo tenemos que tranquilizar a la víctima.
- Haremos una primera exploración para detectar una serie de signos y síntomas como **presencia de lagrimeo, inflamación, enrojecimiento, perdida de agudeza visual o visión doble.** También en casos de contusión puede aparecer dolor.
- Si ha caído en el ojo algún producto químico procederemos a lavar con agua o suero fisiológico durante unos minutos (15-20 minutos).
- Si es una lesión/contusión, no manipularemos el ojo ni aplicaremos ningún producto.
- Si hay un objeto clavado no intentaremos extraerlo.
- Cubriremos el ojo con paños o compresas, a ser posible estériles, y las fijaremos con esparadrapo.
- Trasladar a la víctima a un centro de urgencias en posición tumbada y boca arriba. La cabeza debe ir ligeramente elevada respecto al resto del cuerpo.

Actuación ante problemas de salud habituales

Vómitos

El vómito es un síntoma que acompaña a muchas enfermedades distintas. Consiste en la expulsión violenta del contenido del estómago por la boca. En muchas ocasiones el vómito va precedido de una sintomatología típica (sudoración, sensación vertiginosa previa, náuseas, acumulo de saliva en la boca, etc.).

Hay una gran variedad de enfermedades que cursan con vómitos.

Hay varias formas de clasificar los vómitos (que no vamos a ver aquí), pero sí es interesante mencionar que según la causa desencadenante del vómito podemos hablar de:

- **Vómitos de origen central:** cuando se estimula directamente el centro del vómito en el sistema nervioso central por afecciones del mismo.
- **Vómitos reflejos:** se estimula el centro nervioso del vómito de forma indirecta (como ocurre en cólicos biliares, nefríticos o peritonitis).
- **Vómitos gástricos:** por patologías gástricas (en el propio estómago), y diversas afecciones gástricas.

En la mayoría de las ocasiones el vómito es un síntoma de una infección inofensiva o de una intoxicación alimentaria sin mayor importancia.

¿CÓMO ACTUAR?

- Ayudar a colocar a la persona en la postura más adecuada durante el vómito. Esta sería de forma estirada sobre el lado izquierdo. Le sujetaremos la frente para ayudarle a realizar el vómito.
- Pasado el vómito hay que beber líquidos a pequeños sorbos para prevenir la deshidratación. En niños sobre todo administraremos soluciones de rehidratación que ya están comercializadas y contienen azúcares, entre otros componentes.
- No dar alimentos sólidos.
- No se le debe dar medicamentos para cortar los vómitos sin prescripción médica.
- En algunas personas, un cubito de hielo chupado lentamente sirve para retrasar la aparición del vómito.

Acudiremos al médico:

- Si los vómitos son muy persistentes, de color verde o con presencia de sangre.
- Si el vómito aparece después de un golpe en la cabeza.
- Si no tolera los líquidos (especialmente los niños).
- Si los vómitos se acompañan de dolor abdominal muy intenso o dolor de cabeza.
- Si la persona es diabética.

Diarrea

La diarrea se caracteriza porque las deposiciones son blandas, líquidas, frecuentes y en un número superior a tres veces al día.

Suelen ir acompañadas de dolor abdominal, flatulencia, náuseas (en algunas ocasiones), y debilidad general.

Las **causas** que origina una diarrea son muy variadas:

- Irritaciones del intestino.
- Alimentos en mal estado.
- Infección (sobre todo por virus).
- Comidas abundantes.
- Exceso de alcohol.
- Etc.

¿CÓMO ACTUAR?

- En un principio lo más importante es **prevenir la deshidratación,** y para ello pondremos en marcha medidas higiénico-dietéticas entre las que destaca principalmente la **rehidratación.** Se debe tomar agua a la que se añadirá zumo de limón, bicarbonato (una pizca), una pizca de sal y azúcar (aunque también existen formulas comercializadas).
- No tomar alimentos sólidos en las primeras horas (4-6 horas en niños y unas 12 horas en adultos).
- Pasadas estas horas se puede iniciar una **dieta astringente:**
- Hidratos de carbono (arroz, puré de patatas, zanahorias, pan blanco tostado).
- Proteínas (pollo cocido o a la plancha, pescado blanco).
- Vitaminas (por ejemplo, manzana asada).
- Infusiones de manzanilla.
- Suele ser recomendable tomar algún probiótico, pues contienen *lactobacillus* y equilibran la flora bacteriana intestinal.

Acudiremos al médico:

- Si además hay vómitos que nos impiden tomar líquidos y rehidratarnos.
- Si la diarrea es muy abundante y cursa con dolor abdominal intenso.
- Si aparecen signos de deshidratación.

- Si hay presencia de sangre en heces, si las heces son negro alquitrán (lo que nos indicaría hemorragia en zona de estómago o próxima), o si las heces son de color blanco.
- Si aparece fiebre.
- Si persiste la diarrea más de 3 días.

STOP — NO DEBEMOS...

— Tomar medicamentos, salvo que los prescriba el médico.

— Tomar los primeros días frutas o verduras crudas.

— Tomar alcohol.

— Tomar alimentos fritos o preparados con muchas especias.

Fiebre

La fiebre no es más que un mecanismo de defensa de nuestro organismo. Lo más común es que se deba a una infección, aunque pueden ser muchas las causas que la provoquen.

La fiebre ayudaría al cuerpo a luchar contra la infección.

Consideraremos fiebre a la temperatura corporal por encima de 38º C.

La fiebre suele ir acompañada de enrojecimiento de la cabeza y tronco, calor, escalofríos (al inicio de la fiebre), pulso y respiración acelerados, etc.

¿CÓMO ACTUAR?

- Quitar la ropa a quien la padece y colocarla en un lugar fresco (no es verdad que el aire fresco le siente mal a una persona con fiebre).
- Aplicar paños, compresas (fomentos) con agua fresca en cabeza (frente), pecho, axilas e incluso en la ingle, renovando cada 5-10 minutos por otras frías.
- Se pueden tomar antitérmicos de uso general (que ya haya tomado antes) como paracetamol, ibuprofeno, etc.
- Es necesario hidratar a la persona, por lo que daremos agua, zumos u otros líquidos.
- Procurar mantener en reposo.
- La fiebre por encima de 40 °C (39 °C en niños) es peligrosa, por lo que debemos reducirla rápidamente y para ello tendremos que vigilar frecuentemente.
- Acudiremos al médico si la fiebre se mantiene más de tres días.
- Una fiebre muy alta puede llegar a provocar convulsiones. Por ese motivo debemos procurar que no suba de estas cifras (40 °C en adultos y 39 °C en niños).

Acudiremos a un servicio de urgencias:

- Si no conseguimos reducir la fiebre por debajo de los niveles peligrosos.
- Si hay dificultad respiratoria.
- Si aparece confusión mental, vómito persistente, apatía e irritabilidad extrema.

- Si aparecen además convulsiones.
- Si hay rigidez considerable del cuello y dolor al flexionar la cabeza hacia adelante.
- Si la fiebre se acompaña de otra sintomatología que indique un cuadro alérgico (p. ej. con erupción cutánea).

STOP — NO DEBEMOS...

— Frotar con alcohol o con soluciones alcohólicas (p. ej. colonia).

— Tapar ni abrigar en exceso a la persona con fiebre.

Lipotimia-desmayo

En algún momento de nuestra vida casi todos hemos sufrido lo que llamamos lipotimia, desmayo o mareo.

Es una sensación de desvanecimiento que puede cursar con pérdida del conocimiento y que tiene una duración corta.

Se produce una caída brusca de la tensión arterial, que no es capaz de llevar todo el oxígeno necesario al cerebro.

Son muchas y diversas las causas que pueden llevarnos a tener una lipotimia, aunque lo importante es saber cómo actuar ante una persona que la sufre.

¿CÓMO ACTUAR?

- Es una situación algo aparatosa que requiere de mantener la calma por nuestra parte.
- Tumbar a la persona en el suelo, procurando (si es posible) que no caiga y se golpe.
- Colocar a la víctima boca arriba y elevar las piernas.
- Aflojar ropas, cinturones, etc., para permitir que pueda respirar sin dificultad.
- Proporcionarle aire fresco y limpio.
- En la mayoría de los casos la víctima se recupera rápidamente.
- Si la pérdida de consciencia se prolongara y tardara en recuperarse, la colocaremos en posición lateral de seguridad (visto en el apartado de primeros auxilios), también llamada posición de recuperación.
- Llamar al 112.
- Controlar la respiración y el pulso hasta la llegada de los servicios de emergencia.
- No es nada frecuente, pero si dejara de respirar colocaríamos al paciente boca arriba e iniciaríamos maniobras de reanimación cardiopulmonar básica (RCP-básica).

NO DEBEMOS...

— Intentar levantar a la víctima del suelo. Lo mejor es dejarla tumbada.
— Dar de beber ni comer nada.
— Administrar ningún tipo de medicamento.
— Dejar que se congreguen muchas personas alrededor, que le impidan respirar con normalidad.

Convulsiones

Las convulsiones (conocidas también como crisis epilépticas) son situaciones que cursan con un comportamiento involuntario e incontrolable por parte del paciente.

Son movimientos tónico-clónicos del cuerpo, que se suelen acompañar en la mayoría de las ocasiones con pérdida del conocimiento, relajación de esfínteres (con la consiguiente incontinencia urinaria y/o fecal) y el no recordar lo sucedido (amnesia).

La crisis convulsiva es una emergencia bastante frecuente, que requiere una actuación rápida y adecuada para poder evitar daños neurológicos e incluso la muerte.

¿CÓMO ACTUAR?

- Ante esta situación, que resulta bastante aparatosa, tendremos que **mantener la calma.**
- Es prioritario **proteger a la víctima** para que no sufra lesiones durante la crisis convulsiva: retiraremos objetos potencialmente peligrosos y colocaremos algún elemento almohadillado bajo la cabeza para evitar golpes.
- Aflojaremos la ropa, sobre todo en la zona del pecho y el cuello (p. ej. corbata, camisa, pañuelo, etc.)
- No intentaremos sujetar a la víctima durante esos movimientos.
- Procuraremos que no se muerda la lengua (podemos colocar algún objeto entre los dientes).
- Colocaremos a la persona de lado (posición lateral de seguridad) para que pueda respirar mejor, evitando así que la lengua obstruya las vías respiratorias.
- Normalmente la crisis remite en unos minutos.
- Permaneceremos junto a la víctima en todo momento hasta que se recupere o lleguen los servicios médicos (en los casos que se requiera su atención).

STOP — NO DEBEMOS...

— Sujetar a la víctima durante la convulsión.

— Darle nada de comer ni beber

— Colocar a la fuerza un objeto entre sus dientes. Esta medida puede llegar a ser contraproducente y peligrosa.

Será necesaria atención médica urgente:

- Si persisten las convulsiones más de 5 minutos.
- Si las convulsiones se repiten en varias ocasiones, en un corto intervalo de tiempo.
- Si el paciente no recupera el nivel de consciencia previo a la crisis.
- Si a consecuencia de la crisis se ha golpeado y sufre algún tipo de lesión.
- En cualquier caso, una vez superada la crisis convendría consultar con un médico.

Ataque de ansiedad

Ninguna persona está libre de sufrir en cualquier momento de su vida un ataque o crisis de ansiedad.

Una situación mantenida en el tiempo con unos niveles de estrés altos, problemas del día a día no resueltos, personas especialmente susceptibles, etc., pueden desencadenar un ataque de ansiedad.

Ciertos niveles moderados de estrés y ansiedad (ante amenazas reales) son y han sido necesarios en el ser humano. Pero una reacción de miedo y malestar (sin amenaza real), que se presenta de forma brusca e incontrolada, con una sintomatología muy variada, es lo que llamamos **ataque de ansiedad:**

- Respiración acelerada
- Taquicardia
- Presión en el pecho
- Sensación de ahogo, de falta de aire
- Mareo
- Náuseas y/o vómitos
- Etc.

¿CÓMO ACTUAR?

- Dado que la mayoría de las veces son causas psicológicas las desencadenantes de una crisis de ansiedad, es fundamental transmitir al afectado **calma, serenidad y seguridad.**
- No haremos juicios de valor de la situación (p. ej. "**no tiene motivos para estar así**").
- Procurar relajar y tranquilizar a la persona fomentando una respiración lenta y profunda, alargando la salida de aire (como si soplare a la llama de una vela de forma ligera).
- Si la respiración es muy rápida y profunda y no conseguimos controlarla, le haremos respirar en una bolsa (cubriendo boca y nariz) para que no elimine en exceso el CO_2 y evitando que aparezca una alcalosis respiratoria.
- Si conocemos algún método de relajación lo aplicaremos.

NO DEBEMOS...

— Perder la calma.

— Actuar de forma violenta.

— Emitir juicios de valor.

Será necesario atención urgente:

- Si el paciente pierde el nivel de consciencia.
- Si hay dificultad respiratoria que no remite.
- Si la crisis de ansiedad lleva asociada otras características de un cuadro depresivo (p. ej. "ideas suicidas").

Hipoglucemia

Una hipoglucemia es una bajada de los niveles de azúcares (glucosa) en sangre.

Niveles por debajo de 70 mg/dl ya se consideran **hipoglucemia**, y el organismo pone en marcha mecanismos de compensación para intentar contrarrestar esta situación.

Hay diversas causas que pueden desencadenar una hipoglucemia:

- Un paciente diabético que se administra una dosis de insulina excesiva.
- Una situación de ayuno prolongado o saltarse alguna comida.

- Aporte de pocos hidratos de carbono en las comidas.
- Un ejercicio físico intenso sin aporte de azúcares.
- Ingesta de alcohol después de varias horas de ayuno.
- Etc.

Hay varios niveles de gravedad dentro de una hipoglucemia, pero no vamos a tratarlos aquí. Sí nos interesa conocer la sintomatología característica cuando se desencadena una hipoglucemia.

Primero: la persona se siente mareada, con un ligero temblor, sensación de hambre, somnolencia.

Después, si la situación continúa, puede aparecer visión borrosa, confusión, cansancio, mareos.

Por último puede llegar a desmayarse (sobre todo en personas insulinodependientes) e incluso llegar a tener convulsiones, finalizando en un estado de coma que puede llevarle a la muerte.

Por todo esto, la hipoglucemia hay que abordarla con un enfoque preventivo (evitando su aparición), y mediante un tratamiento precoz cuando aparecen los primeros síntomas, evitando así daños mayores.

¿CÓMO ACTUAR?

- Una vez que reconocemos los síntomas de hipoglucemia, comprobaremos si está consciente o inconsciente, si es diabético o no, y si es insulinodependiente.
- Si la persona está inconsciente, no podríamos administrar nada de comida ni bebida y tendríamos que llamar al 112.
- Si la persona está consciente, administraremos alguna fuente de azúcares de absorción rápida, como azúcar de mesa (sacarosa), zumo de frutas, caramelos con azúcar, etc. Con ello elevaremos rápidamente los niveles de azúcar en sangre.
- Pasados unos minutos debe a empezar a recuperarse, y debemos acudir a un centro médico para que evalúe al paciente de forma más adecuada.

Erupciones cutáneas

Una erupción cutánea puede ser debida a causas múltiples: hongos, virus, bacterias, picaduras de insectos, entre otras.

En muchas ocasiones aparecen erupciones cutáneas como consecuencia de una **alergia** a un medicamento, a un producto químico o a contacto con pólenes.

¿CÓMO ACTUAR?

- La mayoría de las erupciones simples mejoran evitando el contacto con las sustancias irritantes, y cuidando la piel de forma natural.
- Es importante valorar si aparece además fiebre y picor (prurito) en la zona.
- Preguntar si ha tomado recientemente algún medicamento o ha comido algo que podamos relacionar con la erupción.
- No aplicaremos ninguna pomada, ungüento o loción.
- Tampoco aplicaremos ningún medicamento por nuestra cuenta.
- Utilizar agua tibia en la limpieza de la piel, secando sin frotar. Hay que tener en cuenta que el agua caliente puede acentuar la erupción.
- Dejar la zona al aire (no conviene taparla con vendas ni compresas).

Será necesario atención urgente (112):

- Si a la persona le cuesta respirar.
- Si tiene la cara hinchada, la piel muy tensa y nota estrechez en la garganta.
- Si presenta unas manchas color púrpura (como un cardenal) que no desaparecen al apretar la piel.
- Si se acompaña con dolor en las articulaciones y/o fiebre, debería ponerse en contacto con su médico.

Cefalea – Dolor de cabeza

Es uno de los dolores más comunes en el ser humano. Se define como una sensación de dolor que puede afectar a toda la cabeza o a zonas localizadas (p. ej. zona de la frente, nuca, etc.).

Es un problema de interés desde el punto de vista de la salud pública, dado su elevada prevalencia, su carácter crónico en muchas ocasiones, y el deterioro de la calidad de vida que supone para la persona afectada.

Suele ser de carácter benigno, lo que implica en la mayoría de los casos el no representar un síntoma de enfermedad grave.

¿CÓMO ACTUAR?

- Un simple dolor de cabeza no debe preocuparnos, pero si esta situación empieza a ser frecuente sería necesario consultar con su médico para que establezca un diagnóstico adecuado.
- No es conveniente automedicarse (salvo algún analgésico de uso habitual).
- Procurar controlar aquellos aspectos que estimulan y fomentan la aparición del dolor (p. ej. situaciones estresantes, falta de sueño, comidas copiosas, exceso de alcohol, etc.).
- Dejar a la persona en un sitio tranquilo y silencioso.
- Es conveniente relajarse en un ambiente con poca luz.
- Ayudar a relajarse utilizando respiraciones profundas, en las cuales alargamos la salida de aire (como si sopláramos sobre la llama de una vela).

Necesitaremos acudir a un servicio de urgencias:

- Si el dolor se debe a un traumatismo en la cabeza.
- Si el dolor es muy fuerte y apareció de forma brusca.
- Si el dolor se acompaña de vómitos, disminución del nivel de consciencia, visión borrosa o visión doble.

Nuestras colecciones

Guías para todos aquellos que deseen ampliar sus conocimientos sobre asuntos específicos, grandes personajes, épocas, culturas, religiones, etc., ofreciendo al lector una amplia y rica visión de cada una de las temáticas, accesibles a todos los lectores.

Guías para gestionar con éxito un negocio, vender un producto, servicio o causa o emprender. Pautas para dirigir un equipo de trabajo, crear una campaña de marketing o ejercer un estilo adecuado de liderazgo, etc.

Guías para optimizar la tecnología, aprender a escribir un blog de calidad, sacarle el máximo partido a tu móvil. Orientaciones para un buen posicionamiento SEO, para cautivar desde Facebook, Twitter, Instagram, etc.

Guías para crecer. Cómo crear un blog de calidad, conseguir un ascenso o desarrollar tus habilidades de comunicación. Herramientas para mantenerte motivado, enseñarte a decir NO o descubrirte las claves del éxito, etc.

Guías prácticas dirigidas a la salud y el bienestar. Cómo gestionar mejor tu tiempo, aprenderás a desconectar o adelgazar comiendo en la oficina. Estrategias para mantenerte joven, ofrecer tu mejor imagen y preservar tu salud física y mental, etc.

Guías prácticas para la vida doméstica. Consejos para evitar el cyberbulling, crear un huerto urbano o gestionar tus emociones. Orientaciones para decorar reciclando, cocinar para eventos o mantener entretenido a tu hijo, etc.

Guías prácticas dirigidas a todas aquellas actividades que no son trabajo ni tareas domésticas esenciales. Juegos, viajes, en definitiva, hobbies que nos hacen disfrutar de nuestro tiempo libre.

Guías para aprender o perfeccionar nuestra técnica en deportes o actividades fisicas escritas por los mejores profesionales de la forma más instructiva y sencilla posible, guía burros

Nutrición

- El desayuno
- Los superalimentos
- Alimentos que no deberíamos consumir casi nunca
- Lactosa y gluten
- El colesterol
- Los alimentos funcionales
- ¿La alimentación afecta a los estados de ánimo?
- La dieta reconstituyente te ayudará a sentir mejor
- Los mitos y errores más comunes en la nutrición
- La dieta influye en el pH y la salud
- Nutrición para mejorar el rendimiento deportivo
- Las enfermedades autoinmunes
- Radicales libres, envejecimiento y antioxidantes
- Lácteos, ¿sí o no?

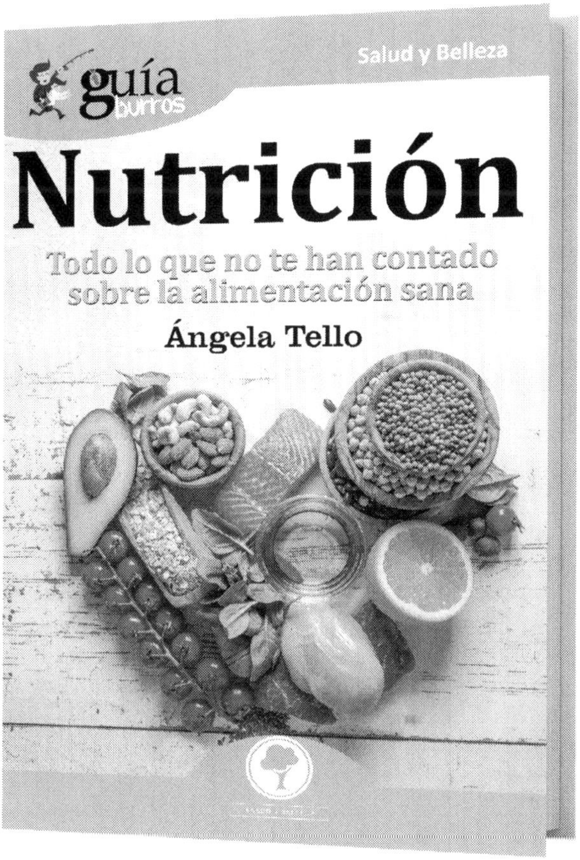
guía burros
Salud y Belleza
Nutrición
Todo lo que no te han contado sobre la alimentación sana
Ángela Tello

guía burros

Yoga con calor

- Introducción
- La verdadera esencia del yoga
- El yoga que surgió del calor
- En busca de la salud
- Un mono loco
- Estira el alma
- Conecta contigo: siembra una intención.
- Bibliografía

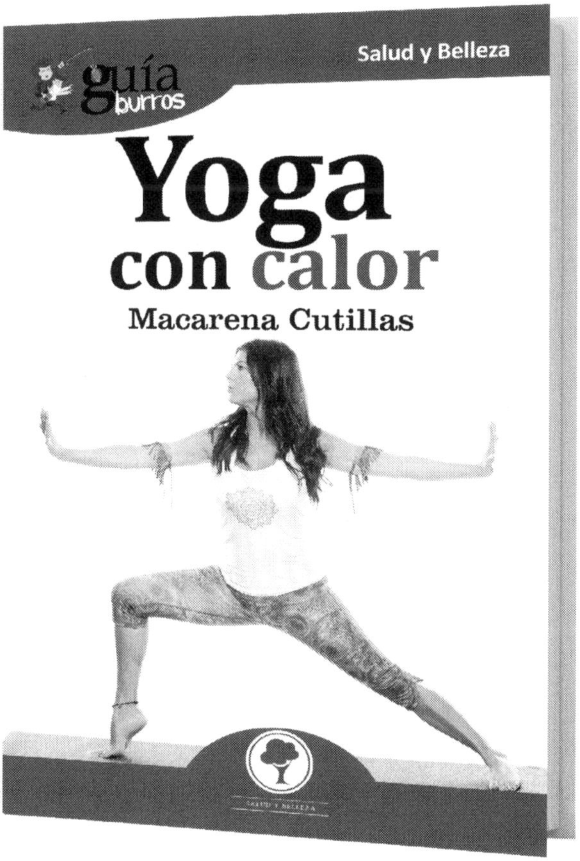
Salud y Belleza
guía burros
Yoga
con calor
Macarena Cutillas

Made in United States
Troutdale, OR
10/17/2025

40303805R00085